健康长寿水为先

史　德　编著

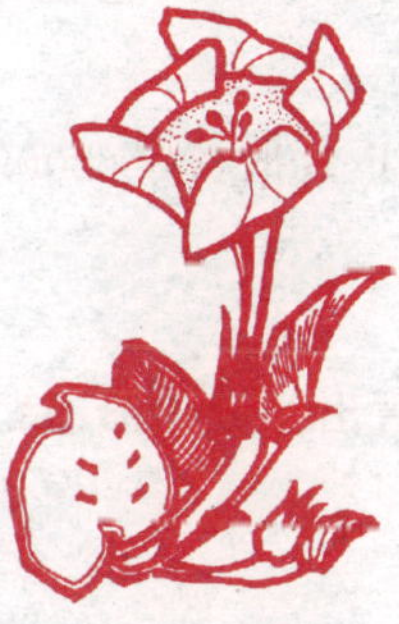

金盾出版社

内容提要

本书简要介绍了水的基本知识和饮用水的水质标准，详细阐述了饮水安全、科学饮水、季节变化与饮水、饮水与人体健康、健康水与功能水、磁化水与疾病、饮水预防常见病及日常的饮水方法等。其内容丰富，科学实用，适合广大群众阅读。

图书在版编目(CIP)数据

健康长寿水为先/史德编著．—北京：金盾出版社，2009.6(2019.3 重印)

ISBN 978-7-5082-5627-6

Ⅰ.①健… Ⅱ.①史… Ⅲ.①饮用水—保健—基本知识 Ⅳ.①R161

中国版本图书馆 CIP 数据核字(2009)第 032653 号

金盾出版社出版、总发行

北京太平路 5 号(地铁万寿路站往南)

邮政编码：100036 电话：68214039 83219215

传真：68276683 网址：www.jdcbs.cn

北京万博诚印刷有限公司印刷、装订

各地新华书店经销

开本：850×1168 1/32 印张：7.75 字数：161 千字

2019 年 3 月第 1 版第 7 次印刷

印数：27 001～30 000 册 定价：25.00 元

前 言

水，这个自然界中最为普通的物质，和人类朝夕相伴，形影未离。从呱呱坠地的婴儿，到白发苍苍的老人，只要一息尚存，就没有一天不和它打交道的。所以在人们的头脑里，水是没有什么奥秘的！

看来，人们对外在的水似乎了解得很多，而对人体内的水相当多的人却知之甚少。

明朝李时珍在《本草纲目》中把水列为各篇之首，指出“药补不如食补，食补不如水补”，“民以食为天，食以水为先”，“好水是百药之王”，“好水是长寿之源”。保证健康水的足量摄入，就能从根本上增强人体的免疫功能，健康长寿。

近些年来，随着对长寿村研究的深入，发现长年饮用被大自然磁场磁化了的小分子团水是长寿村人普遍长寿的根本原因之一。于是一大批科学家把目光转向了水，通过长期不懈的努力，取得了举世瞩目的重大成果，提出了“水质决定体质”的著名论断，得出了“水是生命之源，珍惜生命从水开始”；“不洁之水和不良饮水习惯是百病之根”；“小分子团水是百药之王，是祛病强身、延年益寿之宝”的科学结论。

既然水对生命如此重要，人们对水的认识就需要提高。一个人会不会饮水，是饮“好水”还是饮“坏水”，是饮“活水”还是饮“死水”，与健康长寿的关系太密切了！

对人体健康来说，饮水问题归纳起来在于四个方面：饮什么样的水，每天应饮多少水，什么时候饮水最好，什么是最科学的饮水方法。本书对这些知识作了详细的介绍，以使读者对饮水有一个科学全面的认识，从而能科学饮水，健康长寿！

本书在编写过程中，作者参阅了大量的科普文章和一些专业著作，在此表示感谢。鉴于作者水平有限，书中的不当之处敬请批评指正。

史　德

目录

第一章 水的基本知识

第二章 饮水与人体健康

第三章　科学的饮水习惯

第四章　季节变化与饮水

第五章　我国饮用水安全面临的三大挑战

第六章　健康水、功能水和好水

第七章　磁化水与疾病防治

第一章　水的基本知识

一、自然界的水

存在于地球的水，就是自然界的水，均为自然之水。

水是人类生存不可缺少的重要物质之一。在地球上，水一直在周而复始地循环着。海洋或开放地表水经阳光照射而蒸发成水蒸气，然后凝集成云团，经冷凝成雨珠或结成冰雪，再回至地表面或海洋中。

（一）天水与地水

人们所用的自然之水，主要是天水和地水。

1. 天　水

所谓天水，是指由天而降的水。李时珍说："天水有 13 种，雨水、潦水、露水、甘露蜜、照水、冬霜、腊雪、雹、夏冰、神水、半天河、屋漏水、地水。"

2. 地　水

所谓地水，是指天水降至地表或渗透至地下聚集成的水。李时珍说："地水有 30 种，流水、井泉水、节气水、礼泉、玉井水、乳穴水、温汤水、碧海水、盐胆水、阿井水、山岩泉水、古冢（坟）中水、粮罂中水、赤龙沐水、东辙中水、地浆、热汤、生熟汤、齑水、浆水、甑汽水、铜壶滴漏水、溺坑水、三家洗碗水、磨刀水、浸蓝水、猪槽中水、市门溺坑水、洗手足水、洗儿水。”所有的自然之水，还包括古代没有，而现代工业所产生的污水。这里所说的水，是指既能入药，又能成符合国家卫生标准的饮用水。

（二）地表水与地下水

地球上约有 1.4×10^{15} 立方米的水，绝大部分为海洋水。地球水资源的 97.2％是人类不能直接使用的咸水，淡水只有 2.5％～3％。即使在 2.5％～3％的淡水中，因为绝大部分是地球南北两极和高山冰雪、冰川，人类能够直接利用的水资源实际上只有0.5％～0.8％。

水资源并不是取之不尽，用之不竭的，而是数量有限的。按照国际通用标准，淡水消费量占本国淡水总量的 20％～40％，即视为中高度缺水国家；淡水消费总量超过本国淡水总量的 40％，视为高度缺水国家。据统计，全世界有 100 多个国家缺水，严重缺水的国家和地区有 43 个，占全球陆地面积的 60％。

我国的水资源总量约为 2.8×10^{12} 立方米（其中地下水 8 000亿立方米），居世界第六位，但人均占有量约 2 200 立方米，只有世界人均占有量的 1/4，相当于美国的 1/5，前苏联的 1/7，排在世界第 100 位以后，中国已被列入全球贫水国家的名单。

我国水资源空间分布很不均匀。长江流域以北的淮河、黄河、海河、滦河、辽河、黑龙江 6 个流域水资源合计仅占全国总量的 14.4%，而人口却占全国总量的 43.5%，所以这 6 个流域的水资源占有量只是略高于 900 立方米。其中，海河、滦河流域则更少，仅有 400 立方米多。因此，水资源对我国来说是十分宝贵的，保护水资源的另一个不可忽视的方面就是防止水污染。上述的水又可分为地表水与地下水两类：

1. 地表水

地表水也称为地面水，是降水的天然汇集，存在于地壳表面，暴露于大气的水。来自不同地点的降水，顺着地表的径流，沿着地势高的地方向地势低的地方流动，最后汇集到当地的河流、冰川、湖泊、沼泽中而形成流域，又从一个流域流动到另一个流域，最后流入大海。所以，地表水是河流、冰川、湖泊、沼泽四种水体的总称，亦称“陆地水”。它是人类生活用水的重要来源之一，也是各国水资源的主要组成部分。

冰川可分为大陆性冰川与海洋性冰川两大类。中国的冰川都是山岳冰川，其中大陆性冰川约占全国冰川面积的 80%以上。中国大小河流的总长度约为 42 万公里，径流总量达27 115亿立方米，占全世界径流量的 5.8%。中国的河流数量虽多，但地区分布却很不均匀，全国径流总量的 96%都集中在外流流域，面积占全国总面积的 64%，内陆流域仅占 4%，面积占全国 36%。冬季是中国河川径流枯水季节，夏季为丰水季节。

中国冰川的总面积约为 5.65 万平方公里，总储水量约29 640亿立方米，年融水量达 504.6 亿立方米，多分布于江河源头。冰川融水是中国河流水量的重要补给源，对西北干旱河流水量的补给影响尤大。

中国湖泊的分布很不均匀，1平方公里以上的湖泊有2 800余个，总面积为8万平方公里，多分布于青藏高原和长江中下游平原地区，其中淡水湖泊的面积为3.6万平方公里，占总面积的45%左右。此外，中国还先后兴建了人工湖泊和各种类型水库共计8.6万多座。

中国沼泽的分布很广，仅泥炭沼泽和潜育沼泽两类面积就达11.3万多平方公里，三江平原和若尔盖草原是中国沼泽最集中的两个区域。中国大部分沼泽分布于低平而丰水的地段，土壤潜在肥力高，是中国进一步扩大耕地面积的重要对象。

地表水流经地面，自泥土中溶解某些化学物质，并携带着有机或无机物质所组成的细小微粒，其中含有固体物及溶存物的多少则视流速的大小而定。地表水水质的纯度必会受季节的影响。

地表水主要来自天空降水，其冲刷作用可将地面大量的污物溶入水中。水在江河中流速很快，浑浊度也很大，细菌含量较高。但相对来说，水质比较软，矿物盐类的含量比较少，水中的溶解氧相对较高，稀释和自然净化的能力比较强，容易被人们重新利用。

地表水的特征是：除海洋含盐量极高以外，其他地表水的含盐量低；与地下水相比，硬度较低，污染物质较多。

2. 地下水

广泛埋藏于地表以下的各种状态的水，统称为地下水。

地下水的主要来源是渗入地下的降水和通过河床而渗入地下的地面水。此外,由进入土壤中的水蒸气凝结而成的水也能形成地下水。由于岩石的结构和渗水性不同,地层按其渗水性可分为透水层和不透水层。透水层是由颗粒疏松、空隙较大的沙、砂石、砂质土壤和岩石裂隙等构成的,能渗水并能保存水的是含水层。深水层与地表相连,降水和地下水由此渗入地下,为透水层内水的主要来源。而不透水层是由颗粒细密的黏土和岩石组成,不能渗水。透水层与不透水层相互交错,互相承托,构成复杂的地层。

地下水按其在地层中的位置,可分为表层地下水、浅层地下水、深层地下水、泉水和其他类型的水。

(1)表层地下水:位于第一个不透水层以上是最接近地表的含水层,其水量受气温和降水量的影响很大,水源很不稳定,时有时无,多是土水井,或者说是浅水井的主要水来源。这种水含有少量的矿物质,非常容易受到来自地表的环境污染,水质恶劣,不宜作为饮用水。这就是古人所说的苦水,即便处理也很难饮用。

(2)浅层地下水:指潜藏在地表以下第一个不透水层之上的地下水,多在地面几米到几十米之间,通过土壤毛细孔与大气相通。浅层地下水的水量直接由下渗的降水补给,受气象因素的影响较大,雨季水位升高,旱季水位下降。浅层地下水受污染相对较少,水质的物理化学性质相对稳定,但溶解的氧相对较少,由于深度的不同,受污染的程度不一,经过处理可以被人们利用。

(3)深层地下水:指潜藏在第一个不透水层以下透水层

中的水。深层地下水可以承受压力，可以成为自流水。深层地下水距离地表较深，不容易受到地表上污染物的污染，水质比较稳定，物理化学性质稳定，水温低而稳定，细菌含量少，但盐类的含量较高，水质较硬。平时所说的深井水就是深层地下水，水中含有较多的矿物质，对人体有一定的保健作用，基本不受污染，是比较优质的饮用水。

(4)泉水：是由地表缝隙自行涌出的地下水。泉水又分为浅泉水和深泉水。前者就是山中流出的浅层地表水。这样的泉水流量不稳定，易污染，一般不能生饮，深泉水也叫自流水，可以作为饮用水使用。但有些热泉含矿物质较多不能直接饮用，需要通过处理才能使用。

泉水为人类提供了理想的水源，同时也是许多观赏景观和旅游资源，如理疗泉、饮用泉等。我国泉的总数可以达到十万多处，分布十分广泛，种类也非常丰富，各地名泉不胜枚举。

(5)其他类型的水：按照化学成分、水的温度和渗透压，以及酸碱度可将泉水分为下述3类。

①冷泉。一般以水质清醇甘甜而供饮用或作为酿酒的水源。

历史上曾经将镇江冷泉、北京玉泉、济南趵突泉、江西庐山谷帘泉命名为“天下第一泉”。此外，镇江金山泉、杭州虎跑泉等，也在名泉之列。济南号称有72泉，故有“泉城”的美誉。

②矿泉。有一定数量的化学成分、有机物或气体，或具有较高的水温，能影响人体生理作用的泉水。温泉水水温在

34℃以上。我国历史上的温泉和矿泉旅游疗养胜地很多，如北京小汤山温泉、辽宁鞍山汤岗子温泉、西安骊山温泉、云南安宁温泉、广东从化温泉、广西陆川温泉、重庆南北温泉，以及台湾北投温泉、阳明山温泉等。五大连池药泉以其独特的理疗效用成为我国著名的矿泉理疗康复旅游区。

③观赏泉。有观赏价值的泉。如云南大理蝴蝶泉，每年农历4月25日有幸可以观赏到蝴蝶盛会，无数色彩斑斓的蝴蝶首尾相接，从蝴蝶树上直垂水面。另外，杭州和济南的珍珠泉，广西桂平乳泉、四川广元羞泉，以及西藏爆炸泉等都是著名的观赏泉。

地下水的水质变化不大，它也可能含有一定浓度的溶存物及固体物，但由于岩石、砂石具有过滤作用，因此地下水的水质中所含悬浮固体颗粒不会很多。然而，由于有机物质的腐坏，可能会含有高浓度的二氧化碳，极易转换成碳酸，并降低水质的pH值，增加了水中存无机盐的机会。

据估计，全世界地下水总量多达1.5亿立方公里，几乎占地球总水量的1/10，比整个大西洋的水量还多！地下水可以开发利用，作为居民生活用水、工业用水和农田灌溉用水的水源。地下水具有给水量稳定、污染少的优点，含有特殊化学成分或水温较高的地下水，还可用作医疗、热源、饮料和提取有用元素的原料。

地下水中含量最广的是钾、钠、镁、钙、氯、硫酸根和碳酸氢根7种离子。地下水中各种离子、分子和化合物的总量称作总矿化度，其值小于1克/升的，叫做盐水，大于50克/升的，称作卤水。地下水中钙、镁、铁、锰、锶、铝等溶解盐类的含量称硬度，含量高的硬度大，反之硬度小。

(6)地下水的总体特征

①流动较慢。水质参数变化慢，一旦污染很难恢复。

②温度不同。埋藏深度不同，温度变化规律也不同。

③取出后易变化。取出后，水质状况容易发生改变；由于采水器的吸附或污染及某些组分的损失，水样的真实性将受到影响。

二、水的结构及其性质

(一)水的结构

水是一种最普通又最简单的物质。水的分子式是H_2O,相对分子质量只有18,并以气态、液态、固态的形式存在。水分子有2个氢原子各靠单键与1个氧原子连接所组成。大多数氢原子具有单一质子组成的核。2个氢原子各靠单键与1个氧原子的结合角度为105°,受外界作用影响时容易发生变化。

氢原子的负极性较大,氢原子的电子受氧原子的吸引。负极中心与正电荷中心不重合,整个分子为极性分子。

水分子之间除总范德华力外,还可由弱的氢键结合为大水分子团,这种分子团具有间隙较大的结晶结构。水分子团的这种结构是一种动态结合,其稳定存在时间只有10～12秒,即不断有某些水分子加入到某个水分子团中,又有某些水分子离开水分子团。而分子团大小只是一个平均数。在室温下,一般水的分子团大小为30～40个水分子。水的神秘之处就在于这个水分子团。

(二)水的性质

室温下的水是一种无色、无味的液体。它的重要性质之一就是能够溶解许多其他物质。水作为溶剂的多用性对活性生物体是必需的。生命来源于海洋世界的复杂溶液，活生物体利用水溶液（如血液和消化液）作为实行生物过程的介质。

水的分子团大小与水的温度、离子浓度及变化过程有关，电场、磁场、声波、红外线等都可对分子团的结构变化施加影响。

水分子团的结构稳定存在的时间只有 10～12 秒，但这段时间对其与周围物质的结合，尤其是生理物质的反应影响很大。而且由于用以上办法改变水的结构比较容易，能量消耗极小，这就给水分子团结构的改造带来无限可能。用电磁场等进行处理，对水结构进行改造，以达到赋予水生理功能的方法称作整水技术。目前已有用电解、磁化、远红外辐射、压力场、冻结、解冻等方法对水进行功能化设计，并观察到这些水对生物膜功能的改变和对酶、激素活性的重要影响。动植物及其生命活动都与水息息相关。有研究表明，生物体内酶、核酸等活动，生物膜的功能，不仅与周围水的量有关，也与周围水的状态有很大的关系。因此，把这样的水称为“功能化水”。

研究发现，水分子团越小，活性越大，这种水就越好喝。实验证明，改变水的结构时对生物和生理反应有很大的影响。许多研究也表明，食品的发酵、成熟、风味也与水的结构有密切的关系。水不仅与饮食的香味有很大的关系，也对人体皮肤的颜色和光滑度有一定的影响。

三、水的组成

水通常含有数量不等的不纯物，这些不纯物包括溶存气体物、溶存固体物及悬浮固体物等。

（一）溶存气体物

水中含有的溶存气体物通常包括氧气（O_2）、氮气（N_2）、二氧化碳（CO_2）、硫化氢（H_2S）等。氮气是一种惰性气体，当水作为工业传热介质使用时，可能不致造成困扰，但其他气体则会形成显著的问题。

在冷却水中，氧气是最令人头痛的溶存气体之一。当水与金属表面接触时，溶存氧气是导致腐蚀的最重要原因之一。

当水温增加时，水中所含有的溶存氧气量也随着降低。但每当温度提升 10℃，氧的化学反应速率也就加倍，因而热水管路的腐蚀情况往往较冷水管路严重。

二氧化碳来自所有动物呼吸过程或空气污染下的产品，如燃烧天然气，汽车燃烧汽油的排气物，或工厂燃烧煤炭、燃料油等。但其最大的来源则是当雨水降落到大地时，土壤中所含有的有机腐坏物质通常会分解释放出二氧化碳，为地表水或地下水所溶解。当二氧化碳溶解于水中时，它会发生化学反应形成碳酸：

$$CO_2 + H_2O \rightarrow H_2CO_3$$

进而再分解成氢离子及碳酸根离子：

$$CO_2 + H_2O \rightarrow H_2CO_3 \rightarrow H^+ + HCO_3^-$$

这种化学反应会降低水质的酸碱度（pH 值），使水具有腐蚀性。

硫化氢也是具有高腐蚀性的气体，在水中会形成硫酸，通常具有臭鸡蛋的气味。

（二）溶存固体物

水中常含具有一定程度溶解度的物质，这些物质通常呈离子状态存在。当其含量增加，超过其饱和溶解度时，或外界因素变化（如温度上升）或受水质酸碱度影响时，这些物质会对金属管路造成某种程度的损害。

水中常见的溶存固体物及其在工业中使用时所造成的困扰如表 1 所示。

表 1　水中常见溶存固体物

溶存固体物	化学符号	可能会造成的困扰
钙离子	Ca^{2+}	当温度升高或其浓度增加时，在热交换器表面容易结成水垢
镁离子	Mg^{2+}	浓度升高时，会与阴离子（如磷酸根）结成水垢或泥垢
二氧化硅	SiO_2	结成水垢
铁离子	Fe^{3+} 及 Fe^{2+}	沉积物的来源。过高含量使水发腥发涩，变色，增加细菌孳生，加快 $CaCO_3$ 结晶生长，形成 Fe_2O_3，增加金属腐蚀
锰离子	Mn^{2+}	常与铁离子共存，影响也相当大，浓度增加时，会形成沉积物

续表

溶存固体物	化学符号	可能会造成的困扰
氯离子	Cl^-	可用来测浓缩倍数。浓度增加，会增加腐蚀速度
碳酸根	$CO_3{}^{2-}$	碱度缓冲剂，会转换成 CO_2 造成腐蚀
碳酸氢根	$HCO_3{}^-$	同碳酸根
氢氧根离子	OH^-	与 Fe^{3+} 会形成氢氧化铁沉积物
硝酸根	$NO_3{}^-$	对冷却水系统没有什么影响
磷酸根	$PO_4{}^{3-}$	能与阳离子（如钙离子）结成水垢沉积物
硫酸根	$SO_4{}^{2-}$	能与阳离子（如钙离子）结成水垢
钠离子	Na^+	能与阴离子作用，但因其在水中的溶解度高，因此不至于形成困扰
钾离子	K^+	与钠离子相同
铝离子	Al^{3+}	通常不存在于水中，除非铝金属遭受腐蚀，或预处理铝盐凝聚剂后移
钡离子	Ba^{2+}	与硫酸根会结成硫酸钡水垢
铜离子	Cu^{2+}	可能导致金属管路点蚀
锌离子	Zn^{2+}	以抑制剂形态出现，在电化学腐蚀反应中可充当牺牲阳极，但对鱼类有害。在 pH 值≥8.3 时，发生锌沉积
铬酸根	$CrO_4{}^{2-}$	以抑制剂形态出现
氟离子	F^-	对冷却水没有影响
硫离子	S^{2-}	有腐蚀性
亚硫酸根	$SO_3{}^{2-}$	与溶存氧作用会转换成硫酸根
亚硝酸根	NO^{2-}	与溶存氧作用会转换成硝酸根

水中所含有的溶存固体物若超过一定限值时，则会产生系统沉积物所造成的困扰。而由于溶存固体物的增加，使得水质的电导率因此提高，也会增加腐蚀的机会。某些浓度的

离子会影响其他离子的溶解度，通常在冷却水或锅炉用水所用的水质都会设有上限值，以免因为过饱和而造成腐蚀、水垢或沉积物形成的困扰。总溶存固体物质量浓度可表示水中的总含盐量，有时也称为矿化度或盐度，用符号 TDS 表示。

(三)悬浮固体物

悬浮固体物包括未溶解的矿物质、有机碎物、泥浆、砂石、油污、微生物等，它们悬浮或分散于水中。在热交换器、锅炉或其他水处理设备中会因沉降而形成沉积物或黏泥。在水流中会因冲击金属表面而造成磨擦腐蚀。同时也可能因磨擦而将金属表面的腐蚀抑制剂吸附膜除去。

微生物在自然界无处不在，水系统也是微生物生存的良好环境。微生物在水中既有有利的一面，也有有害的一面。有利的一面，如发酵工业就是利用微生物完成了许多化工过程；生化污水处理也是利用微生物使水中的有害物质转化或去除。它的有害一面，如因水中含有大肠杆菌等细菌会使人生病；冷却水中含有真菌和细菌，会增加水对设备的腐蚀和结垢；水中的细菌还会使水发臭等。

四、水的理化特性

(一)水的异常特性

1. 水的三态变化

水的冰点为0℃,沸点为100℃,在常温下为液体。在自然环境中水也可以固体存在,并有相当部分成为蒸汽,从而可以实现水的自然循环,生产中也应用水的三态变化来转换能量。

2. 温度——体积效应

水在3.98℃时密度最大,为1克/立方厘米。与一般物质不同,水在结冰时体积膨胀。由于这个特性,才能在天然水体形成冬季冰盖、水下生物得以生存。

3. 热容量最大

在所有液体和固体物质中,水具有最大的比热值,同时有很大的蒸发热和溶解热。这使天然水体可以调节气候温度,同时工业生产中水也成为冷却其他物体或者储存及传递热量的优良载体介质。

4. 溶解及反应能力极强

水作为一种溶剂,是其他物质都不能与之相比的。水的溶解能力极强。而且由于介电常数很大，使溶质离解的能力也极强。水中溶解的物质可以进行多种化学反应，而且水本身与许多金属氧化物、非金属氧化物及活泼金属等都可产生化合作用，其生成物还可再进一步参加不同物质的各种反应。水有时还可作为一种催化剂，极微量的水有时会对化学反应的进行起重大作用。

5. 界面特性突出

在所有常温下的液体中，除汞以外，水具有最大的表面张力。水的各种界面特性如润湿、吸附等都是很突出的，这在各种物理化学作用及自然界机体生命活动中起着显著影响。

6. 有机物和生命物质中氢元素的来源

生物从水分解中取得氢元素，花费的能量最少，生命与水是不可分开的。没有水及其异常特性也就没有现在的自然环境和人类社会。

(二)水的物理特性

水的物理特性主要包括水的温度、色度、浑浊度、臭和味等项。

1. 温度

自然水的温度随着日照与气温的变化而变化。地下水的温度和地温有密切关系。地下水温度一般比较稳定，地下水的温度突然升高往往是温度较高的地面水渗入地下所致。水温影响微生物的生长繁殖和水的净化作用。

2. 色度

水是无色的。流经沼泽地带的地面水由于含有腐殖质水，就呈现棕黄色；有大量藻类的水呈现绿色或黄绿色。

3. 浑浊度

水的浑浊度是水中含悬浮物质多少的一项指标。它与水中所含的泥沙、有机物、矿物盐类等悬浮杂质的含量和性状有关。

4. 臭

是水质对鼻嗅觉的刺激。清洁的水没有不良的刺激，而被污染的水往往有异常的臭味。

5. 味

是水质对口内舌味觉的刺激。清洁的水应该爽口而无异味。

(三)水的化学特性

水的化学特性主要包括水的酸碱度、总固体、氯化物等。

1. 水的酸碱度(pH 值)

水的酸碱度是指水质呈现出的酸性和碱性的特征，计量单位用 pH 值表示，以 1～14 为酸、碱度的记数，7 为中性值，小于 7 为酸性的水质，大于 7 为碱性的水质。水质的酸碱度由水中氢离子和氢氧根离子的多少而定。水中的氢离子比氢氧根离子多时，这种水称为酸性水；相反，氢氧根离子多于氢离子的水称为碱性水。当两种离子数量相等时，为中性水。关于这些氢离子和氢氧根离子的数量，有一个非常有趣的自然法则。室温下，中性水中的氢离子数与全部水分子数之比为 $1:10^7$。如果将全部水分子数称为 1 个单位，那么这个中性水中的氢离子总量为 1×10^{-7}个单位。因为中性水中氢氧根离子数与氢离子数相等，那么氢氧根离子数也为 1×10^{-7}个单位。简言之，这种水的 pH 值为 7。

如果在水中加入酸性矿物质，如硫或氯，则水中氢离子数会因氢原子将电子转给酸性矿物质而增加。当水中氢离子数增加到1×10^{-6}单位（为中性水的 10 倍），根据自然法则，水中氢氧根离子数降至 1×10^{-8}个单位，这时水的 pH 值为 6。在室温下（22℃），氢离子和氢氧根离子的指数总和是 14，因此 pH 值为 8。

人们总认为水就是 H_2O，即两个氢原子和一个氧原子组成。但只有 pH 值为 7 的水中氢原子和氧原子之比为 2∶1，因为在这种水中氢离子和氢氧根离子数目相等。碱性水中的氢离子数少于氢氧根离子数，这种水含有的氧原子数多于氢原子数的一半；相反，酸性水中氢离子数多于氢氧根离子，因此此种水的氧原子的含量少于氢原子的一半。

天然水的 pH 值一般在 7.2～8.5，呈现弱碱性反应。当水质出现碱性或酸性反应时，说明水有受到污染的可能。

2. 水的总固体

水的总固体是水中悬浮性物质和溶解性物质的总称。它是由有机物、无机物及各种浮游生物等组成。总固体越少，水质越清。悬浮物质包括土壤颗粒、岩石碎粒、动植物浮游生物及其腐败产生物等。当水被污染时或出现浑浊时，水中悬浮物便会有所增加。水经过过滤后将其蒸发干，剩下的溶解性物质（溶质）称为溶解性固体。

3. 水的氯化物

氯化物以钠、钙及镁盐等形式存在于天然水中。在水中形成无机阴离子氯离子（Cl^-）和相应的阳离子（Na^+、Ca^{2+}、Mg^{2+}等）。Cl^-广泛分布于天然水中，几乎所有的地表水中都存在Cl^-，但含量差别很大，某些河水中的Cl^-含量为几毫克PL（mgPL），如我国东北三江平原河水中的Cl^-背景值仅为1 177 mgPL。海水中的Cl^-含量高达19 000 mgPL。未被污染的河流、湖泊、地下水等的Cl^-含量一般为10～20 mgPL，超过50 mgPL的情况非常少。因此，当水体中氯化物浓度突然升高时，就应考察该水体是否受到某种污染。

在工业废水和生活污水中的氯化物含量较高，如不加以治理直接排入江河，会破坏水体的自然生态平衡，使水质恶化，导致渔业生产、水产养殖和淡水资源的破坏，严重时还会污染地下水和饮用水源。此外，水中氯化物浓度过高会对配水系统有腐蚀作用，如用于农业灌溉，则会使土壤发生盐化，并妨碍植物生长。

研究表明，当水中的氯离子达到一定浓度时，常常和相对应的阳离子(Na^+、Ca^{2+}、Mg^{2+}等)共同作用,使水产生不同的味觉,使水质产生感官形状的恶化。例如,当水中氯化物浓度为 250 mgPL,阳离子为钠时,人们就会察觉出咸味;而当水中氯化物为 170 mgPL,阳离子为镁时,水就会出现苦味。氯化物对水产生的味觉,不仅取决于它的浓度,也取决于相对应阳离子的类别(表 2)。

表 2　某些氯化物的味阈浓度(mgPL)

氯化物	含　量	水中阳离子	水中阴离子(Cl^-)	味　觉
$NaCl$	412.0	Na^+	250.0	咸味
$MgCl_2$	2228.2	Mg^{2+}	170.0	苦味
$AlCl_3$	0.5	Al^{3+}	0.4	苦涩味
$FeCl_3$	0.3	Fe^{3+}	0.2	异味

由于氯化物对水质产生不同的味觉,会影响水质,若为水源水,当其氯化物含量大于 250mgPL,则不适宜作饮用水;当其氯化物含量较高时,也不适于一些工业行业作为生产用水。例如,洗涤行业供水氯化物浓度限值 50mgPL;制糖行业用水氯化物浓度限值 20mgPL;透明胶片行业用水氯化物浓度限值仅为 10mgPL。当水中阳离子为镁,氯化物浓度为 100mgPL 时,即可致人中毒。

五、水的主要指标

水的主要指标,包括水的碱度、硬度、溶解度和电导率 4 项指标。

(一)水的碱度

水的碱度简单地说,是指中和所需酸液的量。单位是以毫克/升(以 $CaCO_3$ 计)表示。碱度以三种形态出现:氢氧化物碱度,即 OH^- 含量;碳酸盐碱度,即 $CO_3{}^{2-}$ 含量;重碳酸盐碱度,即 $HCO_3{}^-$ 含量。

用甲基橙当指示剂,在 pH 值约 4.3 时水样会变色,此时所需酸液量称为总碱度,为测定水中含有各种 OH^-、$CO_3{}^{2-}$ 和 $HCO_3{}^-$ 的方法。

若用酚酞当指示剂,在 pH 值 8.3 时水样会变色,此为测定水中含有 OH^- 和 $CO_3{}^{2-}$ 的方法。

(二)水的硬度

水的硬度是指水中钙离子和镁离子含量的总和。

硬度可分为暂时硬度或碳酸盐硬度和永久硬度或非碳酸盐硬度两类。如果水中含有的总硬度大于总碱度时,这时的水就是非碳酸盐型水,其两种值的差即为永久硬度。当总硬度小于总碱度时,此时的水就为碳酸盐型水,也就负硬水,其两值的差即为 $NaHCO_3$ 浓度。

当水质中含有硬度较高时,则有形成水垢的趋势。将水中硬度去除的方法很多,最常见的是将水中的钙硬度或其他硬度离子与其他化合物如碳酸钠反应,钙离子则会形成不溶性的碳酸钙,使得软化后的水含有较低含量的钙硬度。

(三)水的溶解度

溶解度的定义是某种物质与另一种物质混合而形成溶液的能力。水中所含有的杂质通常具有不同程度的溶解度，并受下述因素的影响。

1. 温度

当温度升高时大多数的溶解固体物会有较佳的溶解度，如糖溶于水，水温度提高时，糖溶于水的比例则增加。然而某些固体物及所有的气体则显示相反的溶解状况，如钙盐、镁盐、铁盐、锰盐、二氧化硅等，当水温升高时，其溶解度随之降低，因此当水加热时，碳酸钙易自水中析出。

2. pH 值

提高水质的 pH 值可降低碳酸钙或其他多种元素在水中的溶解度，这是冷却循环水系统为何必须加酸来调整 pH 值，以提高水中溶解物的溶解度的原因。但也有例外，在锅炉水中为防止二氧化硅结成水垢，必须加入氢氧化钠来提升炉水的 pH 值，以使二氧化硅不会形成坚硬的水垢。

3. 其他溶解质的浓度

溶液中增加某些其他化学物的浓度，将会降低某些溶质的溶解度，如碳酸钠的存在将会降低碳酸钙的溶解度，这是水中碳酸根离子浓度增加的原因。

(四)水的电导率

水中溶解固体物浓度的增加,使得水的电导率也随之增加。水的电导率愈高,穿越水中的游离电子愈多,于是电化学腐蚀的速率也愈快;溶存金属离子的浓度增加,电导率因而增加,离子间的距离较接近,碰撞的机会也较多,水的腐蚀性也提高;溶存固体物的含量可由电导率测知。由电导率乘以一系数即可得知水中含溶存固体物的含量。对于同一类型的淡水,在 pH 值为 5～9 的范围内,电导率和总溶固体物含量大致呈线性关系,其约 1μΩ/cm,相当于 0.55～0.9 毫克/升总溶固体物浓度。

六、生活饮用水的水质标准

生活饮用水是人类生存不可缺少的要素,与人们的日常生活密切相关。生活在城市里的居民,其生活饮用水的来源是由自来水公司集中供给的,一般而言,水质的好坏决定于集中供水的水质质量,个人是无法选择的。因此,为了能确保向居民供给安全和卫生的饮用水,我国卫生部颁布了《生活饮用水卫生标准》,它是关于生活饮用水安全和卫生的技术法规,在保障我国集中式供水水质方面起着重要的作用。

生活饮用水是指人类饮用和日常生活用水,包括个人卫生用水,但不包括水生物用水及特殊用途的水。制定《生活饮用水卫生标准》是根据人们终身用水的安全来考虑的,它主要基于三个方面来保障饮用水的安全和卫生，即确保饮用水感官性状良好，防止介水传染病的暴发，防止急性和慢性中毒及其他健康危害。控制饮用水卫生与安全的指标包括五大类。

（一）水的微生物指标

水是传播疾病的重要媒介。饮用水中的病原体包括细菌、病毒，以及寄生型原生动物和蠕虫，其污染来源主要是人畜粪便。在不发达国家，饮用水造成传染病的流行是很常见的。这可能是由于水源受病原体污染后，未经充分的消毒，也可能是饮用水在输配水和贮存过程中受到二次污染所造成的。

理想的饮用水不应含有已知致病微生物，也不应有人畜排泄物污染的指示菌。为了保障饮用水能达到要求，定期抽样检查水中粪便污染的指示菌是很重要的。为此，我国《生活饮用水卫生标准》中规定的指示菌是总大肠菌群，另外还规定了游离余氯的指标。我国自来水厂普遍采用加氯消毒的方法，当饮用水中游离余氯达到一定浓度后，接触一段时间就可以杀灭水中的细菌和病毒。因此，饮用水中余氯的测定是一项评价饮用水微生物学安全性的快速而重要的指标。

（二）水的感官性状指标

饮用水的感官性状是很重要的，感官性状不良的水会使人产生厌恶感和不安全感。我国的饮用水标准规定，饮用水的色度不应超过 15 度，也就是说，饮用者一般不应察觉有颜色，而且也应无异常的气味和味道，水呈透明状，不浑浊，也无用肉眼可以看到的异物。如果发现饮用水出现浑浊，有颜色或异常味道，那就表示水被污染，应立即通知自来水公司和卫生防疫站进行调查和处理。

(三)水的一般化学指标

水的一般化学指标包括总硬度、铁、锰、铜、锌、挥发酚类、阴离子合成洗涤剂、硫酸盐、氯化物和溶解性总固体。这些指标都能影响水的外观、色、臭和味，因此规定了最高允许限值。如饮用水中硫酸盐过高，易使锅炉和热水器结垢并引起不良的水味和具有轻泻作用，故规定其在饮用水中的限值不应超过每升 250 毫克。

(四)水的毒理学指标

随着工业和科学技术的发展，化学物质对饮用水的污染越来越引起人们的关注。根据国外的调查，在饮用水中已鉴定出数百种化学物质，其中绝大多数为有机化合物。

饮用水中有毒化学物质污染带给人们的健康危害与微生物污染不同。一般而言，微生物污染可造成传染病的暴发，而化学物质引起的健康问题往往是由于长期接触所致的有害作用，特别是蓄积性毒物和致癌物质的危害。只有在极特殊的情况下，才会发生大量化学物质污染而引起急性中毒。

为了保障饮用水的安全，确定化学物质在饮用水中的最大允许限值，也就是最大允许浓度是十分必要的，这是自来水公司向大众提供安全饮用水的重要数据。但是，在饮用水中存在众多的化学物质，究竟应该选择哪些化学物质作为需要确定限值的指标呢？这主要依据化学物质的毒性、在饮用水中含有的浓度和检出频率，以及是否具有充分依据来确定限值等条件确定的。在我国《生活饮用水卫生标准》中，共选择 15 项化学物质指标，包括氟化物、氰化物、砷、硒、汞、镉、铬(六价)、铅、银、硝酸盐、氯仿、四氯化碳、苯并(a)芘、DDT、六六六。这些物质的限值都是依据毒理学研究和人群流行病学调查所获得的资料而制订的。

(五)水的放射性指标

人类某些实践活动可能使环境中的天然辐射强度有所增高，特别是随着核能的发展和同位素新技术的应用，很可能产生放射性物质对环境的污染问题。因此，有必要对饮用水中的放射性指标进行常规监测和评价。在饮用水卫生标准中规定了总 α 放射性和总 β 放射性的参考值，当这些指标超过参考值时，需进行全面的核素分析以确定饮用水的安全性。

(六)生活饮用水的几项主要具体指标*

1. 感官性状指标

●色度(铂钴色度单位) 不大于15度,不呈异色。

●浊度(NTU—散射浊度单位) 不大于1,水源与净水技术条件限制时为3。

●臭和味 无异臭、异味。

●肉眼可见物 无。

2. 化学指标(毫克/升)

●pH值(pH单位) 不小于6.5且不大于8.5。

●总硬度(以$CaCO_3$计,毫克/升) 不大于450。

●铁Fe(毫克/升) 不大于0.3。

●锰Mn(毫克/升) 不大于0.1。

●铜Cu(毫克/升) 不大于1。

●锌Zn(毫克/升) 不大于1。

●挥发酚(以苯酚计,毫克/升) 不大于0.002。

●阴离子合成洗涤剂(毫克/升) 不大于0.3。

●硫酸盐SO_4^{2-}(毫克/升) 不大于250。

●氯化物Cl^-(毫克/升) 不大于250。

●溶解性总固体(毫克/升) 不大于1000。

---

* 引自生活饮用水卫生标准(GB 5749—2006)

3. 毒理学指标

●氟化物(毫克/升)　不大于1。

●氰化物(毫克/升)　不大于0.05。

●砷 As(毫克/升)　不大于0.01。

●硒 Se(毫克/升)　不大于0.01。

●汞 Hg(毫克/升)　不大于0.001。

●镉 Cd(毫克/升)　不大于0.005。

●铬 Cr(Cr^{+6})(毫克/升,六价)　不大于0.05。

●铅 Pb(毫克/升)　不大于0.01。

●银 Ag(毫克/升)　小于0.05。

●铊 Ti(毫克/升)　不大于0.0001。

●硝酸盐 NO_3(以N计,毫克/升)　小于10,地下水源限制时为20。

●氯仿 $CHCl_3$(毫克/升)　不大于0.06。

●四氯化碳 CCl_4(毫克/升)　不大于0.002。

●3,4苯并(a)芘(毫克/升)　小于0.00001。

●滴滴涕 DDT(毫克/升)　小于0.001。

●六六六(总量,毫克/升)　小于0.005。

4. 细菌学指标*

●总大肠菌群(MPN/100ml 或 CFU/100ml)　不得

---

* MPN表示最可能数;CFU表示菌落形成单位。当水样检出总大肠菌群时,应进一步检验大肠埃希菌或耐热大肠菌群;水样未检出总大肠菌群,不必检验大肠埃希菌或耐热大肠菌群。

检出。

●耐热大肠菌群(MPN/100ml 或 CFU/100ml)　不得检出。

●大肠埃希菌(MPN/100ml 或 CFU/100ml)　不得检出。

●菌落总数(CFU/ml)　不大于 100。

七、水对人体的生理功能

生命的起源和孕育均离不开水。在我们的地球上，有不需要阳光的生物，不需要氧气的生物，但是绝对没有不需要水的生物。

对于人体，从维持生命、身体健康来说，除了氧气外，水比食物更重要。人可以几天不吃饭，也可以几天不睡觉，但不能几天不喝水。这就是说，人对水的需要仅次于氧气，所以水是人体中最重要的物质之一。胎儿体重的 90%以上都是水，婴幼儿身体中水占体重的 80%以上，成年人体内的水占体重的 60%～70%，老年人只有50%～60%。一个人短期不吃饭，体内贮备的糖类、脂肪耗尽，蛋白质也失去一半，这时如能喝到水，即使体重减轻 40%也死不了。如不喝水，失水量占体重的 2%就会感到口渴尿少，失水达到 6%就会感到全身没劲、无尿，失水达到 20%～22%就会引起狂躁、虚脱、昏迷而导致死亡。人在疲劳、负伤等情况下，首先需要的是水。关键时刻，一口水就可能救活一条命，所以把水喻为生命的源泉。

(一)维持人生命的生理功能

美国的F·巴特曼医学博士说,水在人体内主要有两个功用:一个是维持人的生命;另一个则是为生命提供活力。实际上另外还有两个功能,即水对人体健康的医疗功能和给人体提供营养的功能。水维持人的生命,主要是通过10个方面体现出来的。

1. 构建人体细胞

人体内的水分称为体液,它由一定比例的水和溶解于其中的多种元素和电解质共同组成。体液在人体内又分为细胞内液和细胞外液,大多数细胞内液都占细胞总重量的80%以上,骨细胞中细胞内液也占细胞总重量的20%以上;同时每个细胞又被细胞外液所包围,所以细胞生存的每时每刻都离不开水。

2. 参与和促进人体内代谢反应

水是一种良好的溶剂,人体所需的多种营养物质和各种代谢产物都能溶于水中,即使不溶于水的物质,如脂肪和某些蛋白质,也能在适当的条件下分散于水中成为乳浊或胶体溶液。只有溶解或分散于水中的物质,才容易起化学反应,所以人体内的所有化学反应,或者说体内的代谢反应都是在水中进行的。

3. 水是人体内物质运输的载体

这里所说的物质包括营养物、无机盐、非营养物、中间代谢产物及最终产物。这些物质都通过溶解在体液中吸收，再运输至各器官组织，而最终产物仍需溶解后运输至肾脏，再从尿液中排出体外。

4. 调节体温

水在温度升高时吸热能大，温度降低时放热也多。另外，水的流动性大，能随血液迅速分布到全身，人体在代谢过程中产生的热，还可以通过血液送到体表散发到环境中，使全身各部分保持均衡的温度。由此可知，水对调节机体的温度稳定起着很大的作用。

5. 水是体内摩擦的润滑剂

水的黏度小，可使摩擦面滑润，因此它在人体内还起着润滑作用，可减少体内脏器的摩擦，防止损伤，并可使器官运动灵活，体内的关节、韧带、肌肉、浆膜等的润滑液体都是水溶液。

6. 给人体提供一些无机盐和微量元素

人体必需的无机盐和微量元素有5%～11.5%是由进入人体的水提供的。

7. 能预防多种疾病

(1)饮用充足的水，可能润滑肠道，从而防止便秘及由便秘引起的诸多疾病，如中枢神经系统、心脑血管的有关疾病和肛肠疾病等。

(2)保证一定的尿量来稀释和排泄代谢物，防止尿路结石。

(3)可降低血液黏稠度，防止血栓形成，减少心脑血管疾病的发生。

8. 减肥

每天定时补充能生饮的水，可消耗更多热能；促进胃肠蠕动，防止便秘；使肠道血管收缩，减少脂肪吸收，有减肥效果。

9. 镇静

需要稳定情绪的时候，慢慢的少量饮水，有很好的镇定作用；吸烟者想吸烟时喝上一杯或几杯水，对戒烟有帮助。

10. 孕育生命

所有的哺乳动物，都是在母体的羊水中发育的。

美国医学博士西蒙·巴尔克认为，水可以作为强体剂、镇静剂、泻剂、发汗剂、兴奋剂和新陈代谢的促进剂。他特别强调："虽然水有药效，但它和药剂不同，完全没有副作用，这一点是水特有的长处。"

(二)提供人生命活力的功能

1. 水可填充空隙

水作为一种流质，很柔软，填充人的身体空隙，让人看上去圆润饱满。

2. 水可作为溶剂

水造就了血液，是血液运送红细胞(红细胞事实上是个“水袋”，内含有颜色的血红蛋白)的交通工具。水作为溶剂，可溶解进入身体的大部分物质，在养分运输和废物排泄中扮演重要角色。

3. 水有黏附功效

水能形成一层细胞保护膜，降低人体在碰撞、压力下细胞的折损量。

4. 水能转化能源

水在人体的每个细胞内产生电能和磁能，供应人们生存的能源。人体内的热能只有转化成 ATP* 才能被身体吸收利用，食物中的糖类作为 ATP 的主要来源必须在水的作用下才能转化成大脑所需的热能。

5. 水可调节体温

水可以通过排汗和产生电能的方式来调节身体的冷热程度，使人体时刻保持体温的正常状态。

6. 水可以治疗电脑病

因为水对椎间盘具有按摩和擦拭作用，配合一定的运动

---

* ATP——三磷酸腺苷

人活动的主要能源物质以糖分和脂肪的形式储存，当要进行生命活动时就会转化成 ATP，由于人无时无刻不在进行生命活动，所以人体内一般都会有 ATP；而当 ATP 严重不足时，人就会出现头晕、虚脱等症状。

可以为人体减痛。这是由于椎骨关节中有两个部位含水量较多。分别是接近椎骨的软骨表面和椎骨之间椎间盘的中心位置。腰椎软骨表面附近的水起着润滑作用。

脊椎关节的水是通过定期制造的真空循环着。由于运动可以通过把水带入真空区来加强水的循环。所以做些特殊运动可以加强脊椎肌肉,以减轻疼痛。锻炼身体和保持正确的姿势都是通过水来实现的。关节运动产生了关节间隙的真空状态。然后,水被抽吸到了骨和软骨,抽吸到关节软骨中的水有润滑保护在关节中的软骨接触点的作用。

7. 水可使儿童注意力集中

水可以预防儿童和成人的注意力缺失和行为异常;具有提神作用,能延长注意事物的时间。

8. 水可保护大脑

水能避免人体心脏和脑部的动脉阻塞,降低心脏病发病率和脑卒中的危险,能减轻压力、焦虑和紧张。

(三)水对人体健康的医疗功能

水是生命之源,每个人都熟知这一点。但令人遗憾的是,人们仍没有意识到人体缺水会给健康带来多大的危害。尽管人们的身体能够“理解”水在维持机体和器官功能的作用,可是人们,甚至相关部门都很少给予足够的关注。关于水在身体各部位的意义,人们所知甚少。不说大多数,起码是相当多的人,他们不知道,身体什么时候最需要水;他们也不知道，假如身体长期缺水，将会产生怎样的后果。

当前，面对众多的患者，医学工作者一直在努力探索药物在患者体内的作用。但是面临的问题仍是：化学药品并不能治疗大多数疾病，就是真正意义上的疾病。而且，大多数药品并不具有长效作用，它们只能在短时期内掩盖或“暂停”病症的外在症状。不管这些化学药品的制作过程多么符合科学依据，内在原理多么复杂，治疗效果多么具有诱惑力，它们并不能从根本上解决问题，充其量只是通过抗生素对抗机体的感染。

长期缺水，最终会导致身体某些器官功能的丧失，并带来其他的伤害，比如机体的病变。经历了长期严重的缺水，身体会出现不同的征兆，而总是将其解释为原因不明的疾病。实际上，这些信号只是在提醒人们：身体缺水。身体功能局部遭到破坏，是因为水分供应不足。可是并没意识到长期缺水才是疾病的根源，因此这些所谓的“疾病”，就被冠以各种各样的说法和解释，而且一概被认为“病因不详”。

由前述水的功能可知，人的各种生理活动都需要水，如水可溶解各种营养物质，脂肪和蛋白质等要成为悬浮于水中的胶体状态才能被吸收；水在血管、细胞之间川流不息，把氧气和营养物质运送到组织细胞，再把代谢废物排泄出体外，总之人的各种代谢和生理活动都离不开水。

研究证明，水除了给人带来精神力量外，也是世界上最廉价、最有治疗力量的奇药。美国F·巴特曼医学博士在1979年作为伊斯兰教革命运动的政治犯，被关押在伊朗的艾威恩监狱。在两年半的时间里，他用自来水成功治愈了3000多个因各种压力导致的胃溃疡病例。当时他的研究课题是:水在治疗压力引起的健康问题中的作用,其中包括出血性胃溃疡。由于这一成果,他没被判处死刑,而是判了3年监禁,实际仅坐了2年多牢就被释放了,他还在《伊朗医学会杂志》上首次发表了这一成果,后在1983年6月被刊登在美国《临床肠胃学》杂志上。

人生病时若无法进食,首先需要的就是水分。感冒、发热时,多喝水能帮助发汗、退热、冲淡血液里的毒素;同时,小便增多有利于加速毒素的排出。矿泉水和小分子团水的保健和防病作用也是众所周知的。

知道了水在人体内的生理作用,要想身体健康,最好的办法就是平时注意适时地补水,避免发生缺水。否则,身体经常性持续地缺水,新陈代谢无法顺利进行,身体的功能也会逐渐衰退。只有当人体摄入充足的水,血液、淋巴液的循环才会显现良好状态。这样既可保证供给身体所需的营养物质,又能溶解废物,并消除毒素,进而增进内脏功能,皮肤也会滋润、光滑,而这些又是药物所无能为力的。

(四)水对人体提供营养的功能

水对人体提供营养的功能有两层含义:一是水本身就是一种营养素,给人体提供营养。俗话说"食物是最好的药物",但这些良药要被人体吸收,也必须通过水的电解作用,才能彻底为人体所用,如食物中的蛋白质、氨基酸等,必须经水的电解和溶化,才能转化成人体所能吸收的物质。水是人体中最多的成分,同时也是消化食物、传递营养成分至各组织、排泄人体废物、体液（如血液和淋巴液）循环、润滑关节和各内脏器官及调节体温所必需的。水是含有溶解性无机盐的血液中的一部分，它如同溶解状态的钙镁一样，为人体组织维持健康所需。二是水中含有多种人体必需的无机盐*，如钙、镁、钾、钠、硅等。研究说明，水中的无机盐对人体生命与健康来说是不能缺少的；而且水中的无机盐不能用食物中

---

* 近代生物化学、生理学、量子化学和结构物理学等科学领域的理论及其研究成果表明，水中无机盐对人体生命与健康来说是不能缺少的，水中的无机盐不能用食物中的无机盐来取代。

1. 水中无机盐是人体的保护元素。人们强调水中无机盐，首先应强调钙、镁离子的含量，它们被医学专家称为人体的保护元素，能抵抗其他有害元素的侵袭。

2. 水中无机盐不但具有营养功能，而且水中的钙、镁等离子对保持水的正常构架、晶体结构起了很大的作用，水的结构变化会带来水的性质和功能的变化。

3. 水中无机盐维持人体内酸碱平衡。人体体液的 pH 值为 7.3～7.4，去除水中无机盐后，水的 pH 值一般都在 6.5 以下，水越纯净，pH 值越低。pH 值在 7～8.5 的水对于保持和协调人体酸碱平衡有很大的作用。

4. 水中无机盐能维持人体内的电解质平衡。纯净水属低渗水，容易造成人的体液及每个细胞的内外渗透压失调。

5. 外国医学实验证实，没有无机盐的水容易造成体内营养物质流失，而且不利于营养物质的吸收和新陈代谢。

6. 水中无机盐呈离子态，容易被人体吸收，而且比食物中的无机盐吸收快。通过同位素测定，水中无机盐进入人体 20 分钟后，就可以分布到身体的各个部位。

7. 含有无机盐的水不一定都是健康饮用水。这里所说健康饮用水的概念不仅是为了解渴和维持生命，更重要的是要体现对人体的保健功能和很强的生理功能。当然，不是所有含无机盐的水都具有相同的生理和保健功能。

据世界卫生组织调查，人类 80% 的疾病与生活饮用水不安全有关。所以，人们的身体健康与否，关键还是在水。

人体不同部位的含水量有调节机体功能的作用，并且还有调节溶解在水中的维生素、无机盐等的作用。这就告诉人们，人体的所有功能都会受到各个器官中流动的水的影响。人体良好的水输送系统可以保证水和化学物质（如激素、营养物质等）能首先到达心、脑、肺和肾等重要器官，以满足人体需要。所以，喝什么样的水，喝多少水，什么时候喝水，都和人体的健康息息相关。

的无机盐来取代。国外医学实验报道，没有无机盐的水容易造成体内营养物质流失，而且不利于营养物质的吸收和新陈代谢。水中的无机盐是离子状态，容易被人体吸收，而且比食物中的无机盐吸收快。通过同位素测定，水中无机盐进入人体 20 分钟后，就可分布到身体的各个部位。水中的无机盐可满足人体每日所需无机盐的 10％～30％。

水是最普通的，也是一种易被忽视却又是必不可少的营养物质，它可以使人更加健康、更有活力、更能长寿。

第二章　饮水与人体健康

一、喝水少了影响人体健康

饮水过少，人体内水代谢失去平衡，细胞处于失水状态，会影响正常的生理功能，血液黏度高也不利于废物的排泄。当肾脏排出尿酸和尿素时，首先要让它们在水中溶解，倘若水不够，那么体内的废物就不能全部排除干净，有可能集结最后形成肾结石。由于喝水太少，使得相当数量的人变得身体超重，肌肉弹性受到影响，消化系统和器官功能减退，体内的毒素增加，关节和肌肉出现疼痛。

(一)人体十三大缺水信号

1. 无缘无故地感觉疲劳

水是身体能量形成的主要来源。由于缺水，就不能将吃下的食物水解，就不能产生能量，缺乏能量就会感到疲劳。

2. 脸热和潮红

人的脸有着高度敏感的功能，其神经末梢也需要水分灌溉，脸部血液循环加快，大脑供血量也会跟着增加。如见到一个人鼻子通红，脸色潮红，很可能就是醉酒了，因为酒精能使大脑出现缺水，由此导致长时间头痛，这种红鼻子和红面孔就是缺水的症状，说明此人极需补充水。

3. 莫名其妙地心烦、容易发火

在某一特定的时刻，容易发脾气常常是大脑热能不足而产生的一种逃避行为。给发火的人喝下一杯水，就会看到他很快地平静下来，态度变得温和而亲切。

4. 产生焦虑感

假如大脑处于紧张的活动中，大脑前部的感觉神经可以反映出对缺水状态的关注。我们不注意及时补水，大脑就会通过焦虑感来表达对水的需要。这时如喝其他饮料，大脑是不会得到满足的。

5. 出现沮丧和灰心

人体的固定资产是氨基酸储备。氨基酸是身体的本钱。身体脱水会连续消耗某些氨基酸，致使固定资产的流失，造成体内能量“严重不足”，使大脑产生沮丧的感觉。

6. 产生抑郁感

这预示着脱水已进入更加严重的阶段，此时，脱水的身体不得不消耗包括色氨酸、酪氨酸等作为抗氧化剂使用的重要元素，以便应付新陈代谢产生的有毒废物，因为尿液不足，这些废物不能清除。而大脑产生血清素、褪黑激素、B-吲哚基乙胺和吲哚醋酸都需要消耗大量的色氨酸，就会使色氨酸等的含量不足，使人体产生忧郁感；大脑产生的肾上腺素、去甲肾上腺素、多巴胺要消耗酪氨酸，也会使人体产生消极和压抑情绪。

7. 感觉昏昏欲睡

这是大脑需要更多的水分，用以满足血液循环的信号。它可能是偏头痛的前兆。如果脑细胞水分不足，血液循环不畅，就会导致偏头痛。如水分不足，血液循环就不能及时排除新陈代谢而产生的有毒废物。脑细胞不能承受酸性废物的大量堆积，就会昏昏沉沉。

8. 容易失眠，尤其是老年人

由于人在呼吸时会造成水分流失，晚上 8 小时睡眠，会使人体缺水。身体缺水，夜里就很难睡个安稳觉。如能得到充足的水分和一些盐，就会立刻恢复正常的睡眠。

9. 莫名其妙地感到急躁

保持心态平和与必要的耐心，对于大脑而言，是需要消耗热能的。如果储存的热能不足，其结果就会导致“急躁情绪的产生”。而水会按一定的节奏和频率产生电能，随时补充消耗的热能。

10. 注意力不容易集中

平时要想集中精力考虑一个问题，大脑同样需要消耗热能。大脑的水分供应越充足，产生的热能越多，记忆库里就可以储存更多的新信息，使精力集中。儿童往往把碳酸饮料当作水喝，使得身体脱水，就会出现注意力缺乏症。

11. 呼吸短促

一个身体健康、肺脏没有任何疾病的人，有时会出现呼吸短促现象，这往往也是由缺水导致的。所以要想避免呼吸短促的症状，应该首先喝水，然后再参加各种体力活动。

12. 渴望饮料

如果一个人对咖啡、茶、酒和碳酸饮料有着过分强烈的渴望，这是大脑在提醒他，需要为自己补充水分了。

13. 梦见水源

梦见海洋、河流或其他水源地，这是潜意识的一种形式，暗示身体需要接触水源，消除干渴。大脑往往倾向于模拟某种经历，尤其在睡梦中，以此提供相关信息，提醒人们为了健康，迅速采取必要的补救措施。

(二)尿液减少是缺水前兆

“口渴感”固然是人体自我保护的一个十分重要的缺水信号，但并非惟一信号。口渴前，有些人往往已出现尿量减少、疲劳、食欲减退等症状。脱水进一步发展，症状加重，还可表现为烦躁、体温升高、心率加快、感觉迟钝等。此时，表明脱水已影响人体细胞和组织器官，也就是现代运动医学常提及的“体渴”。

因此，预防缺水应重视缺水的早期症状。对在炎热天气条件下从事劳动、运动的人，应预先补充液体，并视出汗情况，少量多次随时加补液量。

需要提醒的是，老年人是夏季最容易发生缺水的人群。每年三伏天，大约有5%的老年人会发生不同程度的缺水。因为，老年人的组织器官功能衰退，当体内缺水时，口渴感觉不灵敏，或因低盐性缺水，没有口渴，容易发生中、重度缺水。因此，老年人不要以口渴来决定是否饮水，只要出现口干、皮肤干和尿少的现象，就要及时补充水分。各类瓜汁和菜汤是老年人补充水分的最佳来源。

(三)人体缺水可导致多种疾病

1. 引起哮喘和过敏症

哮喘是支气管发炎和痉挛引起的呼吸道疾病，症状是呼吸急促，有的时候甚至会使人窒息。哮喘的发作是在每一次呼吸时，伴随不断干咳而导致的；有的时候，即使没有明显的肺部感染，人在呼吸时也会出现严重的气喘现象，这都是哮喘的表现。

长期缺水是身体出现过敏症和哮喘的主要原因。有些人遇到不同类型的花粉或食物，哮喘症或过敏症立刻就会发作，所以应养成定时定量喝水的习惯，增加水分的摄取量，并适当加一些盐，这可以成为一种预防性手段。

如果患有过敏症和哮喘症，就应从现在开始，坚持长期饮水。心脏和肾脏功能正常的人在每餐前一个半小时左右，应该喝两杯水。在增加饮水量的同时，也需要增加盐分的摄取量，以弥补尿液增加导致的盐分缺失。特别应养成饭前喝水的习惯，而且至少要在饭前几分钟内进行。

美国医学博士 F·巴特曼对哮喘症患者的建议是：假如他们的哮喘症可能随时发作，或正在发作过程中，最好喝下 2～3 杯水，然后往舌尖上放上一点盐。

2. 引起高血压

血压高于正常范围，可能有多种原因，最普遍的原因是身体逐渐形成的缺水机制。这种类型的高血压被称为“原发性高血压”。

研究确信，血压逐渐升高是身体长期缺水的标志。当身体摄取的水分不足时，66％的水分都是从某些细胞内部损失的，26％的流失发生在细胞外部的液体环境中，只有 8％的水分发生在血液循环的过程中。为了适应 8％的水分流失，循环系统会自动收缩，起初是外围的毛细血管开始闭合，最终更大的血管将血管壁绷紧，以此保证血管内部充满血液。血管壁的绷紧使静脉血压明显增加，被称为高血压。

要避免原发性高血压病发生，每天需要喝足够量的水。有一位 54 岁的高血压患者，其血压始终是 180/100 毫米汞柱，后来接受医生建议，不喝可乐、咖啡等饮料，每天喝 10 杯水，还在食谱中增加半勺盐，一段时间后，血压正常，为 117/75 毫米汞柱。

3. 引起肥胖症

身体缺水是肥胖症的根源。这种肥胖症经常会导致高血压，并在后期诱发糖尿病。解决这个问题，有个很简单的办法:每天饭前半小时和饭后两个半小时喝两杯水。这就说明,这种致命的疾病是可以预防的,甚至可以通过正确的饮水方式得以治疗。原因很简单:身体搜集并储存脂肪是缺水的一个重要特征,它是由干渴和饥饿感彼此混淆引起的,而这种情况下,人们往往不是选择喝水,而是吃东西,由此会导致体重的增加。大脑倾向于从水能和电能中获取清洁的能量,当大脑被迫使用食物中不清洁的能量时,只有20%的能量可以到达大脑,其余的就会以脂肪的形式储存起来。

[美]F·巴特曼所著《水这样喝可以治病》一书中介绍有一位男士,在一年内减掉了290磅,而另一个人在16个月里,减掉了305磅。在2001年9月4日美国出版的《女性世界》杂志,用封面及里面两页的内容,展示了水疗方案的减肥奇效,标题是《革命性的突破:具有瘦身作用的新型水疗方案——喝水,可以减掉40磅以上的体重》。杂志的封面是电视连续剧《啊,我的孩子们》的女主角——菲诺拉·休斯的照片,她减掉了30磅,而没有进行任何节食。杂志还引用了另一个例子:一个电台节目主持人如何不费力气减掉了40磅。她的腰围从20码缩减到14码,不仅减掉了身上的赘肉,还在极短的时间内摆脱了生理潮热、过度疲劳、关节痛、偏头痛。

4. 可促使冠心病复发

在脱水状态下,所有器官的细胞都会出现问题,有些细胞受损程度更大,身体不得不动用紧急供水机制,去满足那些更重要的活性细胞。心脏无法避开因缺水导致的各种问题,它的功能会逐渐丧失,并显示出心力衰竭的现象。这一过程，最初表现为某支较小的动脉血管出现痉挛，然后形成长期的堵塞。最初的痉挛还会导致疼痛，如这时能供应水分，痉挛现象就会减弱，动脉血管的堵塞也会被化解。在这种情况下，水的治疗效果强于其他任何药物。

除上述诸多疾病外，饮水的多少还与痛风、肾结石、骨质疏松、脑卒中、骨关节炎、背痛、类风湿关节疼痛、大肠炎、头痛和偏头痛等疾病的发生有关，甚至癌症的形成都与长期的、无意识的缺水有关。

二、人体对水的需要量

继美国F·巴特曼博士《水是最好的药》一书风靡中国后，喝水的重要性可谓深入人心，就连广告语都变成了“好肌肤，每天要喝8杯水……”但美国国家科学院的一项报告却打破了这“8杯水”的定论。这项向美国国会提交的报告称，在全球气候变暖的情况下，经常补充水分才能保持健康。另一项报告则认为19～30岁的女性每天平均要喝11杯水，男性要喝15杯水。这一说法搅起许多人心中的疑虑。水到底该怎么喝？喝多少才算够？

人体对于水的需求量必须视每个人所处环境（湿度、温度）、健康状况及食物摄取量等而定，没有一个确定的标准值。

（一）正常人每天需要喝多少水

一般而言，人体在新陈代谢过程中，从尿液排出1 400毫升，从体表皮肤出汗排出 500 毫升（温度低于 25℃时），从呼吸过程排出的气体中以蒸汽的形式排出水分为 500 毫升，少量从粪便排出的水分为 100 毫升。总计排出的量有 2 000～2 500 毫升，因而人们一直认为，每天需要补充 2 000～2 500 毫升左右的水。人体功能完全正常时，失去的水分必须及时补充上，使得水的摄入和排出量要保持平衡。

每天需补充的 2 000～2 500 毫升水，不一定都由喝水获得，每天吃的各种食物内含有的水分都应计算进去：由一日三餐饮食中补充的水大约为 1 000 毫升；体内营养物质氧化产生 300 毫升代谢水；其余 1 200 毫升水就是平时所说喝水补充的水。按一杯水 200 毫升计算，健康成年人一天喝到 5～6 杯水为合适，营养学家认为这是个下限。

通常，一个体重为 60 千克的成年人每天与外界交换的水量约为 2 500 毫升，即相当于每千克体重约需 40 毫升水。这就意味着成年人每天需水量约 2 500 毫升。

（二）每天喝足水量有利于人体健康

1. 每天喝水 2 000 毫升预防结石

夏季是肾结石的高发季节。主要是由于气温高，人体大量出汗，又不注意补充水，致使尿量减少，尿中草酸钙晶体和草酸含量增多，增加结石的形成机会。预防结石就要多喝水，每日的喝水量不少于 2 000 毫升，同时多做跳跃运动；对于已经患尿结石的病人来说，要注意少吃高钙、高糖、高嘌呤食物，以减少因结石刺激而发生肾绞痛的机会。至于饮料，除白开水外，菊花茶、绿豆汤、绿茶等具有清热功效的消暑饮料也不错。

2. 夜间饮水防血栓

根据医学统计，脑血栓形成绝大部分是清晨起床时被发现的。老年人夜间缺水会使血液黏度升高，血小板凝聚力增强，使原来就粥样硬化的血管更易产生栓塞。当栓子脱落在脑动脉、冠状动脉及其分支内时，便发生缺血性脑卒中或心肌梗死。因此，老年人夜间喝一杯白开水，可减少脑卒中及心肌梗死的发生。这种方法与早晨起床后饮水预防比较，有更为主动的作用。

3. 适量喝水可治疗心绞痛

第三军医大学西南医院心血管内科医生舒茂琴提醒中老年朋友夏季适量喝水有助于治疗心脑血管疾病。对于患有心脑血管疾病的老年人来说，每天适量饮水十分必要，特别是早晨起床后应饮用一大杯水来补充夜晚的失水量。上午可以适当多喝水，不要等到口干舌燥时才去喝水。夜间睡觉前也应适度饮水。

4. 适量多喝水有利于减肥

法国消费者权益保护中心出版的一份减肥手册指出，每天至少喝 2000 毫升水有助于部分超重者减肥。超重的人一般吃得太多喝得较少，有时错把口渴当成饥饿，进食过多。对于这类人，适当多喝水有助于减肥。手册中建议，不喜欢喝白开水的人可以多喝茶水，也可以将果汁和水混合起来喝。但咖啡和红茶的每日饮用量不宜过多，晚饭时最好不喝啤酒。

为什么适量多喝水利于减肥呢？

肥胖的原因是人体内的一些营养物质，特别是脂肪不能充分燃烧，多余的物质沉积在体内而引起的。

脂肪、蛋白质和糖类都是热能。而这些热能的消耗必须有水参与才行。一个成年人一天摄入的热能一般在 2 000 卡，那么消耗这些热能必需的水量至少应该为 2 000～2 500 毫升。饮水不足，热能就会以脂肪的形式存在于体内。简单地说，每摄入 1 克脂肪，就需要 9～10 毫升水才能将它充分燃烧；每摄入 1 克蛋白质，则需要 5～7 毫升水。如果身体不摄入足够的水，这些营养物质是不会被消耗，而沉淀于体内，使人渐渐胖起来。相反，如摄入足够的水量，将营养物质全部消耗，人体就不会胖起来，身材也就变得苗条了。

5. 饮水充足可降低患癌风险

研究发现，液体的摄入与一些癌症的发生有直接关系。如果摄入的水分充足，发生膀胱、前列腺、肾脏、睾丸、输尿管、肾盂、结肠和乳腺等癌症的风险会降低。美国专家的研究发现，一天喝水多于 5 杯的妇女比一天喝 2 杯或更少水的妇女患结肠癌的风险降低 45%；一天喝水多于 4 杯的男性比喝 1 杯或更少水的男性患癌症的风险降低 32%。英国进行的一项研究发现，饮水充足的妇女患乳腺癌的风险降低 79%。

6. 多喝水呵护前列腺

在没有心脏病和肾病的前提下，男性要养成定期补充水的习惯，每天饮1 500～2 000毫升的开水或茶水，通过尿液来冲洗尿道，有利于前列腺分泌物的排出，可保前列腺的安全。即使是对于有尿频症状的前列腺疾病患者也要多饮水。为了避免睡眠后膀胱过度充盈、频繁起夜而影响休息，可以在夜间减少饮水量，而在白天多饮水。

7. 多饮冷开水防脑出血和心肌梗死

近年来，日本学者对晨起喝杯凉开水重新作了研究后认为：人在通过一夜的睡眠后胃肠道已被排空，饮下这种活性水后，能被很快吸收进入血液循环，稀释血液，从而对体内各器官组织进行一次“内洗涤”，可增强肝脏的排毒能力，促进新陈代谢，加强免疫功能。通过稀释血液和扩张血管降低血压，预防脑出血和心肌梗死。

但需注意，这种水不能在空气中暴露过久，因为过久会使氧气再度溶入水中，其生物活性也就失去了。

8. 餐前补水最养胃

吃西餐，有餐前开胃的步骤，其道理在于利用汤菜来调动食欲，润滑食管，为进餐做好准备。因此，在进食固体食物前，先小饮半杯约100毫升室温的果汁、酸奶，也可以是温热的菊花水或淡淡的茶，或者是一小碗浓浓的开胃汤，都是很好的养胃之法。

9. 喝咖啡时应多喝水

在日常生活中，有些人，特别是白领上班族渴了、累了就喜欢喝咖啡解渴提神。殊不知咖啡具有利尿作用，喝咖啡所摄入的水要远远少于由于咖啡利尿作用所排出的水。例如，每喝6杯咖啡(含咖啡量约12克)，除6杯咖啡中的所有水会迅速排出体外，还可增加尿量500～1 000毫升。也就是说，每喝1杯咖啡，人体至少应补充同量的水。而且由于咖啡的兴奋作用，即使体内缺水，人也不会立即觉得口渴，长此以往，人体可能出现慢性缺水。

因此，喝咖啡一定要适量，同时要在饮用咖啡后及时饮水补足因喝咖啡丢失的水分，这样才有利于健康。对于一些早上喝咖啡的人，应当养成在喝咖啡之前先喝一杯白开水的健康习惯。

10. 正确饮水可防头痛

专家指出：适量、正确饮水可防止头痛。人体由于水量过少而引发头痛可能有两种情况：

(1)大量出汗会引起头痛：在夏天，人体在大量出汗而没能及时补充足够的水时，体内失去的盐比丢失的水少，发生了高渗性缺水，人除了感到口渴之外，还感到口干、皮肤干燥、口唇干裂、无力、尿少、声音嘶哑、头晕、头痛，严重的还会发热、烦躁不安等。在高渗性脱水时，由于脑也会发生缺水，可致颅压降低，会出现体位变化时头痛明显加剧的症状。

(2)大量出汗只饮水而不补盐也引发头痛：如果人体大量出汗时，短时间内只是大量的补水而没能及时补盐，就会因为水分过多引发体液的渗透压降低，水会大量进入细胞内引发水中毒。在水中毒时，人们会出现出汗增多、唾液多、尿多，严重的可出现脑水肿、肺水肿。大脑细胞水肿时，可出现头痛、头晕、无力、嗜睡等症状，严重时会导致颅内压升高。

除出现上述症状外，还会出现头痛、呕吐，甚至昏迷，危及生命。

专家提醒：在酷暑烈日或高温环境下工作、旅游时，要注意适时饮水，千万不要等到口渴时才喝水，因为口渴时组织已经受到损害了。

11. 女性饮水足，美容又健身

水是保持皮肤良好状态的首要条件，当含水量充裕时皮肤就显得丰满、细腻、富有弹性，缺水时皮肤会变得干燥、粗糙、角化，出现脱屑、皱纹，缺少柔软性和伸展性。因此，及时补充皮肤水分，防止过度失水，是女性养颜美容中最基本和首先的护肤措施之一。

许多女性对于护肤存在误区，以为用了好的护肤品就能保持皮肤的健康。实际上任何保湿护肤品，也只能满足部分皮肤的表面需求。专家指出，如果只是表皮层的暂时性缺水，一旦水分得到迅速补充，皮肤的缺水状况马上就可恢复。然而在真皮层黏多糖基质发生了降解，透明质酸的含量减少所引起的皮肤缺水，则多数为不可逆性的，恢复非常困难，而护肤品仅仅是对于表皮层的缺水进行补充而已。

实际上，没有一个女性会将护肤品用于全身。皮肤处于体表，暴露在外，加上秋冬季节气候干燥，空气湿度小，皮肤失水难以避免。而失水造成的后果也不仅仅是美容问题。皮肤是人体中最大的储水器官，同时也是人体最容易失去水分的器官。当皮肤作为身体器官而缺水时，影响的将是人体的健康。

另外，饮用弱碱性水更有利于减缓皮肤老化。这也是为什么经常吃水果、蔬菜，有利于身体健康的原因，即这些物质在体内自然代谢中都会形成碱性物质。实际上，水是比蔬菜、水果更好的“中和剂”，水中天然无机盐不经过代谢就能被人体直接吸收，起到维护体液平衡的作用。

三、疾病与饮水

很多时候人们因为身体不适，便误认为是生病了，而事实上是身体发出信息：你缺水了！如果，为了不要经常跑厕所而避免喝足够的水，必然会危害到健康。如果尿液不是浅黄或澄清色，那就是喝水不够！除非是正在服用维生素 B_2（尿液将呈亮黄）或食用了其他含有色素的药物或蔬菜汁。

（一）冠心病患者喝好三杯安全水

冠心病患者的晚间保健非常重要，除晚餐应以清淡食物为主，吃七八成饱，夜间保持科学睡姿外，最好再喝上 3 杯水。

第一杯水是在睡前半小时喝的凉开水。

第二杯水应在深夜醒来喝，这是由于脑血栓和心肌梗死多发于午夜 2 时左右。

第三杯水安排在清晨醒后喝，这杯水非常重要。专家认为早晨是人体生理性血压上升的时刻，患者血小板活性增加，易形成血栓，血管壁上的脂肪沉积块松动脱落，加之患者睡了一夜觉，不少水分流失，血液黏稠度增高，血液中易形成血栓。因此，起床后2～3小时是冠心病的危险期。清晨醒后喝上一杯凉开水，可改善脏腑器官血液循环，防止病情发作。

（二）多喝水预防心绞痛

出现心绞痛的症状可能是心肺间缺水，应该喝水直到不吃药也不疼痛为止。虽然心绞痛有必要接受医生诊治，不过增加喝水量可能就会治好它。在此应强调的是：有许多药物是治标不治本的，这些药物只是用来制止病症的出现，而不是对症下药，治疗病因。多年来，西方传统医学着重的是治标，即所谓的头痛医头、脚痛医脚，对病因的治疗却是少之又少，这套理论对需要动手术的内外伤是管用的，不过对医治如癌症、心脏病、糖尿病等慢性病却是难以奏效的。

（三）胃灼热需多饮水

心烧痛可能是胃肠道上半段缺水所致，这也是人体缺水的一个主要信号。忽视缺水信号，而一味使用抗酸素和吃药，将导致胃和十二指肠发炎、溃疡，最终演变成胃肠道癌症，包括肝和胰。

（四）肾结石病人的饮水

临床常见的肾结石，多由于尿中的草酸钙或磷酸钙的浓度过高，钙盐晶体沉淀而形成。因此，肾结石病人究竟是少饮水好，还是多饮水好，这要根据具体情况而定。

一般说，如肾结石较小，在药物治疗的同时应多饮水，可增加尿量，对尿路起到冲洗作用，防止盐类晶体沉积，促使细小结石排出。在炎热地区，多饮水可防止尿液浓缩，对预防肾结石有好处。然而，对直径大于0.7厘米的肾结石患者已有肾积水时，就不宜多饮水了。因为过多地饮水会增加尿量，加重肾积水，肾功能会受到损害。肾结石伴有慢性肾功能衰竭者，更不能多饮水，以防诱发其他疾病。

(五)痛风病人要多饮水

防治痛风需要大量饮水，最好保持每天饮水2 000毫升以上。对痛风病人来说，这样可以降低痛风尿酸的浓度，促进尿酸的排出。

痛风病人多饮水是要多喝白开水，少喝肉汤、鱼汤、鸡汤、火锅汤等。因为白开水的渗透压最有利于溶解体内的各种有害物质，同时可以稀释尿酸，使尿酸水平下降。而各种汤中含有大量嘌呤成分，饭后不但不能稀释尿酸，反而导致尿酸增高。

(六)高血压病患者每天要保证三个时段有水喝

高血压患者当为细胞供水的血管中水分不足时，由于必须通过“逆渗透”机制把水分挤入细胞，因此人体必须提高血压。就好像是医生给病人进行静脉注射一样，饮水也是把水注入几十兆亿个细胞中。所以，如果不是动脉严重梗塞所造成的高血压，多喝水并加一点盐（最好是海盐或是无机盐），血压就会回降。如果一碰到高血压就一味服用利尿药，而无视身体缺水的信号，将导致身体更加缺水，造成动脉被过浓的胆固醇所阻塞，结果是心脏病暴发、脑卒中和瘫痪。这也是肾病的导因之一。

高血压病患者喝水的三个时段：

一是晚上睡觉前半小时饮水，防止晚上因为水分散发导致血液黏稠。

二是半夜如果醒来上厕所，也要再补充一杯水。

三是一觉醒后，再喝一杯水，避免血液黏稠时就开始一天的各种活动，引发血栓。

也有的高血压患者认为，夏天出汗多，要多补充水才能保证健康。多喝水没错，但要防止一次性喝下太多的水，尤其是纯净水会很快进入血液，引起血压升高。

（七）体位性血压低最好多喝水

英国科学家查明，在起立时动脉血压急剧降低的人可以通过喝水来克服。动脉血压水平由神经系统自主调节，动脉血压的变化不由人的意愿决定，有些人控制动脉血压的神经系统受损，当他们从坐姿或睡姿起身时，动脉血压会急剧降低，严重时会失去知觉。

英国科学家的研究表明，喝水可以帮助这些人升高血压，因各种原因引起调节动脉血压神经系统受损的试验者在喝水 480 毫升之后，可以在任何情况下帮助他们升高血压。

（八）糖尿病患者不要忌讳喝水

2 型糖尿病也叫成人糖尿病，相当多的是身体缺水的结果。由于缺水，身体必须控制水，限定某些细胞（如脑细胞）获得足够的水，其他细胞就得挨渴，因此就阻止胰岛素的分泌，以免往所有细胞送水。这种糖尿病发病的初期，可以通过喝足够的水加点无机盐来治疗。如果没有适时通过喝足够的水加以矫正，将导致全身血管严重受损、坏疽、视力减退，甚至失明。

糖尿病患者在血糖控制不理想时，可能会出现多饮、多尿症状，这时不应限制喝水量，否则会加重体内水电解质代谢紊乱，及血液中渗透压增高，甚至导致昏迷。对糖尿病要进行综合治疗，血糖下降后，病人自然也就不会多饮了。

肾功能正常的糖尿病患者应保证每日摄入 2 500 毫升的水，其中大约 1 500 毫升来自饮水。应养成定时、定量饮水的好习惯，将合理饮水看做饮食治疗的重要组成部分。

（九）肾功能衰竭患者的饮水

急性肾功能衰竭患者每日补充水量一般为 500～1 000 毫升（包括食物中水分）。若有高热、感染，基础需要量应适当增加；严重心衰、水肿、肺水肿、高血压时要适当减少饮水量。当尿量恢复正常后，水的总量可达每日 1 500～2 000 毫升。慢性肾衰伴少尿水肿的患者，每日饮水量＝前日尿量＋500 毫升。尿量增多后，摄入水量可放宽，尿量正常的患者摄入水量不必严格限制。

（十）血液透析病人的饮水

血液透析病人应严格控制饮水量。一般来说，每周三次的血透患者每次饮水量＝500 毫升＋前日尿量。两次透析间，每日体重增加不得超过 0.5～1 千克。体重增加过多往往提示饮水过多或体内有过多液体滞留。

（十一）急性胃肠炎患者的饮水

在急性胃肠炎期间患者应注意水的补充，特别是补充“补液盐”，而非单纯饮水，以防止电解质紊乱。应注意不可饮用各种含糖饮料，也不可饮用冷水。

（十二）麻疹患者应多喝水

麻疹患者在发热出疹期间应多喝水，吃易消化、富有营养的食物，恢复期少吃油腻食物。发疹期间注意皮肤、口腔黏膜的清洁，用温开水将毛巾浸湿擦净鼻子和眼睛，经常洗脸保持清洁。

（十三）烧伤病人的饮水

烧伤病人口渴时，不仅不能大量饮用白开水、矿泉水、茶水等，同时也禁止大量饮用果汁、果茶、汽水等各种含糖饮料。大量饮用白开水不仅无助于休克的预防与治疗，反而会加重病情，使治疗工作更加困难。这是因为伤员在大量丢失水分的同时也丢失了血浆及各种电解质等其他成分。如果单纯补充水分，势必造成体内细胞外液低渗，血清钠浓度稀释性下降，这时细胞外水分大量涌入细胞内，使细胞内水肿，形成“水中毒”。由于人体脑神经细胞对水的亲和性较强，因此水中毒症状严重，临床将表现出一系列脑水肿的征象。所以烧伤病人口渴时不能大量饮用白开水。

（十四）腰酸背痛要多喝水

腰酸和肩背僵硬也可能是脊椎和关节盘——用以支撑体重的部位——缺水的缘故。先喝足够的水，疼痛可能就消失了。如果只靠止痛药、针灸甚至是动手术，最终将导致关节的软骨细胞悉数死亡，演变成骨关节炎，脊椎将因此变形，进而造成行动不便。

（十五）偏头痛患者要多喝水

偏头痛可能是脑部和眼部缺水。避免身体缺水也许就能解决偏头痛的问题。身体长期缺水导致的偏头痛，可能导致眼部发炎或失明，所以偏头痛患者要多喝水，不能缺水。

（十六）结肠炎患者不能缺水

结肠痛是大肠缺水的信号，这通常又和便秘有关。因为粪便在大肠中逗留过久，水分都给大肠吸收，导致粪便过干，没有水的润滑，于是因摩擦而发炎。大肠缺水而发炎将造成长期便秘，结果是粪便嵌塞、痔疮，以及大大提高了患结肠炎和直肠癌的几率。

（十七）高胆固醇血症患者应喝足够的水

胆固醇过高是人体应付缺水问题的一个对策。胆固醇是一种黏土似的物质，它们在细胞膜间形成一种保护网，避免细胞内的水分渗透出去，导致细胞缺水。因此，喝足够的水是降低胆固醇的自然疗法。

（十八）哮喘刚发作白开水也是药

全球有大约千万名儿童患有哮喘，每年甚至有上万人因而死亡。哮喘是身体缺水所引起的综合征。由于呼吸道阻塞，造成水汽没法排出。所以患有哮喘病的人应增加饮水量，以便把肺部痰块溶解掉，让呼吸和水汽能自由通畅。

临床上常碰到一些支气管哮喘者在发作时呼吸困难、不能平卧，即使口服了多种平喘、祛痰和抗感染的药物，甚至用了糖皮质激素，功效仍不明显；但有的患者在喝足量水或输液后，症状却会很快减轻。

由于患者呼吸加快加深，呼吸时丢失不少水分；哮喘发作时，患者往往大汗淋漓，失水也有所增加；患者常服用氨茶碱来平喘，该药不仅有平喘作用，而且有利尿作用，使尿量增多而缺水；由于严重气喘，患者正常的饮水和进食大受影响，使失水更加严重。由于失水，小支气管内的痰液变得黏稠不易咳出，甚至堵塞小支气管，加重患者的呼吸困难。

临床实践证明，让患者补充足量水是治疗支气管哮喘的重要手段。经静脉滴注液体来补充水分毕竟有限，要补充足够的水，口服是一个十分重要又常常被忽视的途径。所以，当哮喘发作时，除依据病情使用平喘、祛痰等药物外，要有意识地多饮水，足量饮水。

当然，还应注意摄取营养丰富的又易消化吸收的食物，如汤面、粥等。但需提醒的是严重心功能不全的哮喘患者就不宜多饮水，因为过多饮水会加重心脏的负担，反而不利于康复。

（十九）关节炎患者犯病时要先喝水

风湿性关节炎可能是疼痛关节缺水所发出的信号，男女老少都会出现这种症状。关节疼痛时，别急着先吃药，应先喝水加点食盐，疼痛可能就消失了。

另外，消沉、没有性欲、慢性疲劳、红斑狼疮、多发性硬化、肌肉萎缩都可能是长期缺水所致。喝足够的水，病情就有可能得到改善。当然，不要忘记适量的运动。

（二十）癌症患者化疗期间多喝水

对癌症患者来说，化疗带来的一些不适合和不良反应在所难免。北京肿瘤医院放疗科肖绍文博士建议："如果在合理治疗和饮食调理的基础上多喝些白开水或果汁、清汤，将有助于化疗药物的毒素排出，降低恶心、呕吐等不良反应。”

肖绍文说，所以强调化疗期间应多喝水，是因为化疗期间，癌症患者会出现恶心、呕吐、食欲缺乏等不良反应，很容易造成水分摄取不足，呕吐频繁还会导致缺水。多喝水有助于补充身体所需，减轻呕吐等造成的缺水。另一方面，化疗药物多有不良反应，部分化疗药易造成肾脏损害和膀胱毒性，多喝水可以促使残留药物排出，减少对肾脏和膀胱的毒性作用。化疗期间每天应喝水 1 000～2 000 毫升，以保证足够的尿量。

四、老年人多饮水健康长寿

（一）两个真实的小故事*

●2007 年盛夏的一天晚上，家住杭州西湖附近的居民张第伯还在公园里和一群“老小孩”们欢天喜地地跳舞，第二天早上，他竟手脚冰凉地躺在床上。事后，张老伯的儿子对人说，他爸爸跳了几个小时的舞，回家感到很累，连澡也没有洗便倒在床睡了，没想到第二天竟离开了人世。人说张老伯的死与身体缺水有关：此时正是炎热的夏天，白天最高气温达到了 38℃，虽然晚上公园气温较白天低，但仍是热气燎人。张老伯 70 多岁了，跳几个小时的舞，使他体内消耗了大量的

* 引自 2008 年 6 月份《保健与生活》杂志。

水分，回家后又没有及时补充，缺水使老人的血液变得黏稠，黏稠的血液流动不畅，再加上年纪大的人血管硬化，从而导致心肌和脑部的供血不足致使张老伯撒手人寰。

●无独有偶，附近小区有位耿老伯曾经发生过一次因为缺水而导致的昏厥，好在抢救及时，才没有发生更加严重的后果。耿老伯喜欢散步，每天傍晚都要到西湖边上溜达一阵子。这天，耿老伯不知不觉中走了好长时间，想再走回家已感体力不支。碰巧附近有个公交车站点，耿老伯便走过去，想乘公交车回家，就在他扭头看公交车站牌时，两眼一黑栽倒在地上……

耿老伯的突然晕倒，与他体内缺水有关。他散步走了很长时间，体内的水分肯定消耗很多，此时他体内的血液黏稠度增大，血液流动不畅，扭头看站牌时，动作过快，狭窄的颈动脉扭曲，使得进入大脑的血液更少，脑部缺血缺氧，从而发生昏厥。

这两个小故事告诉人们，水对老年人的健康长寿有多么重要。因此，科学饮水应成为老年人关注的一个重要问题。

(二)老年人多饮水是生理需要

人的衰老过程实际就是一个缺水过程，随着年龄的增长，人体内的水分会慢慢耗光。年龄越大，身体就越“渴”，如不及时补水，人体会出现缺水危机。

生理学研究表明，中老年人最容易发生体内慢性缺水，这是因为中老年人血浆肾素和肾上腺水平呈进行性下降，心钠素分泌增加，从而导致体内钠离子不断丢失，使人体对失水的口渴反应减低，平时饮水不足而导致慢性缺水。长期慢性缺水可导致许多疾病的发生，甚至直接威胁生命。常见的有：

1. 加速衰老

人体被皮肤包裹着。皮肤因水的作用而显得鲜活。皮肤上有一系列知冷暖感痛爽的感受器，这些感受器必须在水的作用下才能发挥功效。如果人体极度缺水，身体的作用机制就会衰退，这种衰退最先表现在肌肤上——一层皱纹，然后再蔓延到五脏六腑。这也是为什么同龄的人中有些年轻，有些看上去较老的原因。

2. 引发白内障

人眼内的液体含量较多，在机体缺水时会发生生化改变，引起眼晶状体混浊而致视力下降。资料表明，既往曾发生一次急性脱水的老年人，患白内障几率增高，曾有两次脱水者，白内障的发生率更高。

3. 引发脑血栓

形成血液黏稠度过高是引起脑血栓的重要原因之一。而血液黏稠除血脂异常外，一个主要原因就是体内缺水。其中夜间失水最为严重，使血小板凝聚力和黏附力加强，因而清晨是脑血栓的发病高峰时刻。

4. 引发心率失常

通过监测，当血容量明显降低时，可诱发心房颤动，出现胸闷、头晕、乏力等表现。临床医生对这类病人曾采取电流电击复律，结果无效，而迅速静脉补液扩容后立即恢复窦性心律，可见失水是诱发心律失常的祸根之一。

5. 引发心肌梗死

由于全身血容量减少，心脏灌注下降，心脏缺血，心排血量降低，因而容易造成心肌损害，严重的可导致心肌梗死。临床上因急性腹泻导致心肌梗死的例子时有所见，应引起高度重视。

6. 体内有害物质堆积

使体内有害物质蓄积的慢性缺水，不仅使尿量减少，还使皮肤功能减退，汗腺分泌减少。这样就会影响体内代谢产物的排泄，造成有害物质在体内蓄积，使人体出现慢性中毒。这种慢性中毒的危害相当大，可损害多个器官、多种组织，加速人体衰老。

7. 患癌症后癌细胞易扩散

让人闻之色变的癌症，癌细胞扩散首先是通过液体进行的，人体内的水 18 天更新一次，如水分总是充足、洁净的，那么细胞也就有了一个健康、清新的生存环境，人体的自身免疫功能就会增强，罹患各种疾病的机会就会减少。所以多喝水是老年人的生理需要，应成为老年人关注的问题。

(三)老年人最理想的饮料是凉开水

科学家认为，对老年人而言，最理想的饮料是凉开水。开水自然冷却后水的密度、电导率等理化性能都会有所改变，其生物活性要比自然水高出4～5倍，与人体细胞里的水十分相似，因而容易通过细胞膜被吸收，促进新陈代谢，增加血液中的血红蛋白含量，改善免疫功能。日本科学家在一次老年病防治调查中发现460名65岁以上的老人，每天清晨喝凉开水，持续数年后，其中82%的老人面色红润，精力充沛，牙齿坚固，每天还能步行10公里。因此，日本科学家称凉开水为“复活神水”。

俄罗斯科学家研究发现，经常饮用凉开水，还可以预防感冒、咽喉炎和一些皮肤病。

(四)老年人饮水的最佳时间

1. 清晨喝杯凉开水

老年人经过一夜的睡眠，因排尿、出汗、呼吸，体内消耗了许多水分，相对缺水，导致血液浓缩、变稠、流动缓慢、机体代谢物积存；起床后活动量猛一增大，血液循环速度猛一加快，老年人脆弱的血管很容易出现意外。患有高血压、冠心病、脑血管硬化等疾病的老年人，因为血液黏稠，更要注意清晨及时补水。起床后喝杯凉开水，水分可在21秒内到达身体的各个部位，使黏稠的血液变稀，且正常循环，有预防高血压、脑血栓、心肌梗死等疾病发生的作用。因此，有人称起床后第一杯凉白开水为“救命水”。

2. 睡前喝杯凉开水

对于老年人或患心脑血管缺血性疾病的人，晚上睡觉前饮杯凉开水，可以预防致死性心肌梗死。不少老年人不习惯睡前饮水，怕起夜。其实老年人膀胱萎缩，容量减少，不饮水照样要起夜。

3. 半夜起来喝杯凉开水

老年人由于膀胱收缩功能减退，夜间尿多，这就导致体内缺水，易使血液黏稠，心脑血流阻力加大，易引发心脑血管病变。因而，半夜饮水很重要。

(五)居家老人应两小时喝一杯水

据科学测定，一个人如果只在室内躺着、看看书报或无所事事 4 小时，其血液黏稠度就会自然升高。所以，易患心脑血管疾病的老年人应经常活动身体，做一些家务劳动或外出走走促进血液循环。

若因某种原因不能活动的老年人，每两小时应喝 150 毫升左右温热的开水，不要喝冰凉的水，这样可有效控制血液黏稠度。

此外，洗澡前最好喝杯温开水。因为根据测定，洗澡前不饮水的血黏度正常老年人，洗澡后 10 分钟时再测定血黏度，结果比洗澡前血黏度明显增高。原因是洗澡时老年人容易大量出汗，血液中水分也随着大量地减少，从而造成血黏度升高。实验也证明，同一个人洗澡前先喝 200 毫升左右的温开水，再用同样温度的水洗澡 10 分钟，测出的洗澡后的血黏度可以一直保持正常。

(六)老年人早晚该喝什么水

老年人经过一夜的睡眠之后,体内大部分水已被排泄或吸收了。清晨空腹饮一杯蜂蜜水,既可补充水分,又可增加营养,还能起到促进排便的作用。而早晨喝淡盐水是不利于保健的。因为在正常情况下,人体内的钠一般不会缺乏,如果每天早晨喝一杯淡盐水,久而久之,体内的钠含量过高,有可能导致高血压、肾炎等疾病。

蜂蜜虽说不是单纯的蔗糖,但毕竟还是糖类,因此不宜每晚睡前喝。晚上喝一杯凉开水是有必要的,因为有的人白天饮水不够,晚上喝杯水除了能适当补充一些水分,并且起到爽口、清咽、止咳的作用外,更重要的是为机体一整夜的新陈代谢准备了充足的水分。

(七)老年人洗澡后要小口喝水

老年人体质较弱,心脏承受能力没有年轻人强,喝水时应特别注意频率和喝水的量。特别是洗完热水澡后,身体由于受热血管扩张,血流量增加,心跳也会比平时快些,喝水就应特别小心。因为喝水速度太快,会使血容量增加过快,加重心脏负担。若老年人有心脏病,大口喝水就更加危险了。因此,老年人在洗完澡后,最好过几分钟,等到心跳稍微平稳时再接着小口小口地喝些温开水。这样才可以使心脏有规律、平稳地接受和吸收进入体内的水分。

(八)老年人常喝纯净水会缺钙

2006 年,中消协曾正式发布消费警示,儿童和老年人不宜长期喝纯净水。

纯净水是经过分离过滤装置的饮用水,一方面滤掉了水中的有害物质,另一方面也滤掉了对人体有益的无机盐和微量元素。儿童和老年人体内钙的需要量 30%来自于水,长期喝纯净水,这部分钙的来源就没有了;另外,食物中的钙比水中的钙吸收得慢,低很多。长期喝这样的水,不仅不能补充钙、锌等微量元素,体内已有的无机盐反而会被纯净水吸收排出体外。

五、过量饮水的弊端

(一)天热饮水莫过量

在炎热的夏天,人们大量出汗之后,体内的钠盐等电解质也随之丢失,如果此时大量饮用白开水而未补充盐分就会出现肌肉抽搐或肌肉痉挛性疼痛。手臂、大腿和小腿的肌肉疼痛一般是轻度水中毒的表现。所以,在夏季人们喝水时最好放点盐或饮用含盐汽水。若不习惯喝含盐饮料,则将菜炒咸一点食用,这样可有效预防水中毒。

(二)过量饮水易致头痛

有些人大量出汗后猛喝水。由于过量饮水,体内以钠为主的电解质就会被稀释,导致血液渗透压降低,水就会通过细胞膜渗入细胞内,致使细胞水肿而发生“水中毒”,这对人体损害很大,特别是对大脑细胞的损害较重,一旦脑细胞水肿,颅内压力会增高,因此出现一系列的神经刺激症状,如头痛、呕吐、嗜睡、呼吸及心跳减慢,严重者还会产生昏迷、抽搐甚至危及生命。因此,大量出汗后,要补充适量的盐分,最好在喝的水中加放适量的盐。

(三)喝水也会致死

据英国广播公司报道,一位美国加州妇女在参加一项喝水比赛后死亡。医院分析后得出结论是水中毒,这种结果令很多人吃惊:喝水也会把人喝死?

我们经常会得到“多喝水”的忠告,水能清洁皮肤、减少疲劳和集中精力。但这位美国女性在参加完喝水比赛后死亡的事实说明:对身体有好处的水喝太多了也会要你的命。

喝太多的水最终能引发脑细胞肿胀,导致大脑控制呼吸等的重要调节功能衰竭,引起死亡。为什么会这样呢?我们喝进体内的水超过机体需要的部分就会通过尿液和汗液排出体外,体内水的数量从而得到调节,使血液中的特定化学物质的水平达到一定的平衡。如果喝了太多的水,而肾脏不能快速将过多的水排出体外,血液就会被稀释,血液中的盐类浓度被降低，从而使血液中盐类的浓度比细胞中的浓度低。这样水就会从稀释的血液中移向水较少的细胞和器官内，最后这些细胞和器官的功能将衰竭，这时人就会停止呼吸，最终死亡。

（四）水中毒伤在脑部

喝水过多引起的水中毒，跟人体内盐分丢失有关。水是人体很重要的物质，占人体重量的65%～70%，水可以自由出入细胞膜，维持着水、电解质的平衡，使生命代谢活动维持正常。夏天，人出汗会流失大量水分，同时也会流失不少盐分。当过量的水进入血液后，就会稀释钠离子，改变细胞内外的渗透压，水便在压差的驱动下进入细胞内，使细胞扩张。一般的体细胞还好说，周围会有一定的空间供其扩张。脑细胞就不一样了，大脑的神经细胞排列十分紧密，几乎没有空间供它们伸“懒腰”。一旦过量的水分经血管进入脑细胞，便会出现“水中毒”症状。轻者出现头晕眼花、虚弱无力、心跳加快等症状，严重时甚至会出现痉挛、意识障碍和昏迷。

人们常认为水中毒只在意外溺水事件中出现，其实在日常生活中也时有发生，只是程度较轻，未引起重视而已。特别是在旅途中，人们往往玩得忘乎所以、汗流浃背，体内钠盐等电解质流失的几率很高，如果这时大量饮用淡水而未补足盐分，就会出现头晕眼花、呕吐、乏力、四肢肌肉疼痛等轻度水中毒症状。

水中毒对机体影响最大的是脑细胞即神经细胞的水

肿。血清钠下降到一定程度时，可致脑组织发生不可逆的损伤。

(五)水中毒及其预防方法

1. 水中毒

水中毒就是人体内水的代谢发生障碍，体内水分过多，导致细胞水肿、细胞功能障碍。

血浆中除了水之外还含有很多电解质，如钠、氯等，它们与水有一定的比例，以保持一种正常的血浆渗透压，因此在人体正常情况下，人是不会出现水中毒的。当外在环境发生变化，如人体大量出汗时，氯化钠(盐)丢失严重。若仅仅单纯补水，而没有补充氯化钠，这时尽管体内水分并非绝对过多，但由于氯化钠过少而造成水分相对过多，使得血浆和组织液的渗透压比细胞内渗透压低，水分就会进入细胞，形成细胞水肿，这就是所谓的“水中毒”。

在一般情况下健康人是不会轻易发生水中毒的，但在特殊情况下如发生体内水分绝对过多或相对过多都会引起水中毒，表现为乏力、视物模糊、恶心、头痛、烦躁、肌肉抽搐等，严重时影响一些重要器官的功能，其中以脑水肿最为危险。

2. 水中毒预防方法

既然水中毒是由于人体内盐分过少而水分相对过多造成的，那么只要注意在饮水的同时适量地补充盐，保持体内盐和水的比例适当就可防止水中毒的发生。下面介绍几种预防水中毒的办法。

(1)炎夏季节人体出汗较多,盐分丢失较多,因此可以喝一些淡盐水(盐与水的比例约为 1∶100),若不习惯于喝含盐饮料,则可将菜炒咸一点食用。

(2)大量出汗后,有条件的喝一些含电解质的饮料更好。

(3)喝水时先用水漱口,润湿口腔和咽喉,然后喝少量的水,停一会儿再喝一些,这样分几次喝就可避免一次喝过多的水,产生急性水过多或水中毒。

第三章 科学的饮水习惯

“维多利亚健康宣言”中提出人体健康四原则:合理饮食、戒烟限酒、适量运动、心理平衡。其中合理饮食包括“饮”和“食”,而且饮为食之先。饮,主要是指人们每天必须补水和饮水。

随着人们生活水平的提高,个人的生活用水量也在不断增加。但在长期的生活中,由于传统饮水的陋习,养成了很多不科学的,也是不卫生的饮水习惯。所以在现代化的生活节奏里,每个人都应摒弃不良的饮水习惯,养成和掌握科学的饮水方式。

一、走出饮水误区

(一)不渴不喝

“不渴不喝”,“渴了再喝”是大多数人的饮水误区。口渴是一种生理信号,表示身体已出现缺水。人感到口渴,实际上是细胞已经出现缺水现象。等到口渴时再喝水,表明体内失水已经很严重。尿液颜色对判断一个人是否缺水十分重要,体内水代谢正常的人,尿液应为淡黄色，一旦颜色变深，成为深黄或褐色，同时伴有晨起疲倦、头晕、头痛、食欲减退、皮肤发热、胃部有灼热感，说明体内缺水已多时了。体内缺水，细胞间液的大部分能迅速和血管内液或细胞内液进行交换，达到体内水新的平衡，这种平衡会影响细胞代谢正常进行；严重缺水时，血液的黏稠度会急剧升高，本身也是心脑血管病发作的诱因，因此绝不能等到口渴了再喝水。

研究发现，有渴感才喝水习惯的人，往往会渴过头反而不渴了。当身体建立了这种适应机制后，就会经常处于缺水状态，就会长期慢性缺水而诱发多种疾病，特别是中老年人，生理反应不敏感，更容易渴过头而成为一种陋习，很不利于身体健康。

(二)边吃饭边饮水

有很多人习惯在吃饭时饮水，或用汤送饭，亦即平时所说的边吃饭边饮水。吃饭时喝水不利于健康，因此吃饭时最好少喝水。当食物在口腔中咀嚼时，唾液酶即开始对食物产生水解作用。唾液是腮腺、颌下腺、舌下腺的分泌物，含有大量淀粉酶，主要将淀粉分解成麦芽糖和葡萄糖，以供人体吸收。吃饭喝水，由于水的参与和作用，就会冲淡唾液、胃液等消化液，降低了消化功能，导致消化不良，直接影响小肠对营养物质的消化吸收。

长期边吃饭边喝水，会使身体各种消化液的分泌逐渐减少，甚至停止。消化系统的削弱、退化使蛋白质等营养物质不易被吸收，容易造成消化不良等胃肠病。研究表明，最好在饭前一小时饮水，而且分几次饮，每次喝的量要少，理想的是一次喝200～300毫升，10多分钟喝1次。空腹喝下的水在胃里只停留6分钟*，很快就会进入小肠，被吸入血液，不到1小时就会补充到身体各组织和消化液中。

（三）饭后立刻饮水

一般而言，医生绝不会建议饭后立刻喝水。这是因为喝下去的液体会冲淡消化液，冲走大部分的酶，或降低它们的作用。因此，胖子更不宜大吃大喝后立刻喝茶，这是因为茶叶中含有大量的单宁酸，会使胃中还没有来得及消化的蛋白质同单宁酸结合成一种不易消化的凝固物质，影响肠道对蛋白质的消化与吸收。茶叶中还含有较多的鞣酸蛋白，影响人体对食物中微量元素的吸收与利用。更重要的是由于茶叶妨碍了机体对铁之类的吸收，长此以往，会埋下患缺铁性贫血的隐患。

胖子饭后立刻大量喝水，会使被水分稀释的食物很快离开胃，结果刚用完餐又有了饥饿感，于是再次进食，导致发胖。

除此之外，饭后频频和大量饮水也是容易引起胃灼热的因素，所以有胃灼热毛病的人适宜在饭后2～3小时再饮水，而且应该每间隔20～30分钟饮上3～4小口，以减轻胃灼热的感觉。

---

* 引自中国医促会健康饮用水专业委员会主任、教授李复兴撰写的“被遗忘的营养素——水”一文。

吃一般饭菜时不宜喝水，要喝也只能喝一小点儿，饭后的一段时间内不要再喝水。用完水果和蔬菜后得等半小时，用完淀粉类食品后得等1～2小时，而用完高蛋白食品后得等1.5～2小时才能饮水。

(四)口渴时暴饮

有人平时很少喝水，或几乎不喝水。一旦感到口渴了，或是劳动和运动后，出了很多汗，要喝水了，为图一时痛快，就大量喝水，也可以说是狂饮，或暴饮。使大量水一下子积聚在胃肠，还影响膈肌活动，甚至影响正常呼吸。而且大量水进入血液，可使血液容量迅速增加，使得心脏、肺脏和胃肠的负担突然加重，引发消化不良、胃下垂，甚至导致心肺功能异常，严重时会使心、肺衰竭，危及生命安全。

(五)饮水不计量，以饮料代水

对人体来说，水也是一种营养素，所以应和吃饭一样，每天喝多少水应有一个基本的量，否则容易造成人体缺水。

另外，生活中有些人经常用饮料代替水，渴了就喝咖啡，实际喝咖啡虽然会感觉解渴了，却会使体内的缺水状况加剧。咖啡具有利尿作用，喝咖啡所摄入的水，远远低于咖啡利尿作用所排出的水。由于咖啡的兴奋作用，即使体内缺水也不觉得口渴，日复一日，就可能出现慢性缺水。可乐系列、果汁系列、小瓶装饮料等，也是不能代替水的，这些带甜、酸味的饮料不但容易造成厌食与厌水，长期下去会造成营养缺乏症，造成人体酸性体质。饮用过多酸性饮料，必然会使机体血液呈酸性，不利于血液循环，肌肉内乳酸堆积多，容易产生疲劳，进而导致机体免疫力下降，易患感冒、龋齿、牙周炎等多种疾病。酸性食物摄入过多，还会使胃酸增加，过多胃酸是造成胃病和胃溃疡的主要原因之一。

在这些酸性饮料中，含糖分较高，还添加了人工色素或化学添加物，实属“垃圾饮料”。经常或长期饮用对健康十分不利。饮料中的糖分、电解质等不像白开水会很快离开胃，所以长期饮用对胃会产生不良刺激，同时还会加重肾脏的负担，影响肾脏功能，对儿童来说，摄入糖分过多，热能过剩可成为小胖墩；还会因摄入过量的人工色素引发儿童多动症。

另外，水和饮料在功能上并不能等同。由于饮料中含有糖和蛋白质，又添加了不少香精和色素，饮用后使人不易产生饥饿感。因此把饮料当水喝，不但起不到给身体“补水”的作用，还会降低食欲，影响消化和吸收。

二、学会科学饮水

(一)每天要定量饮水

在一般情况下，一个成年人每天要从体内排出约 2 500

毫升的水，这些失去的水，绝大部分需要通过喝水和食物来补充，因此正常人每天从饮食和饮水中摄取的水分为 2 500～2 800 毫升，以保持人体水量的平衡。每人一日三餐会补充一定量的水；各种营养在体内代谢也要产生一定量的水。除此之外，每人每天还应补充 1 200～2 000 毫升的水。

美国营养学会认为，各人体重不同，耗水量各异，体重(千克)和日饮水量(毫升)之比约为 1∶30。如一个 60 千克体重的人，每天应喝下 1 800 毫升的水。如因运动、重体力劳动、暑天出汗过多时，其比例应为 1∶40，60 千克体重的人每天应喝 2 400 毫升的水。

水在人体的排毒作用极为重要。不管是细胞产生的垃圾，还是体液和粪便中所含的各种毒素，都必须在足量的水参与下才能排出体外。所以，要达到排毒效果，正常人每天可饮 2 500～3 000毫升的水，慢性病人每天应喝 3 000～4 000 毫升的水。

(二)每天要适时饮水

在前面说到不能“不渴不喝”，非等到“渴了再喝”。那么什么时候喝水才适时呢？

1. 早晨起床喝水

由于在夜晚睡眠的时候从尿、皮肤、呼吸中消耗了大量的水分，使得人体晨起后处于一种生理性缺水的状态。一个晚上人体流失的水分约有 450 毫升，晨起喝水可以补充身体代谢失去的水分。

清晨起床后饮水还能刺激胃肠的蠕动，湿润肠道，软化大便，促进大便的排泄，防治便秘。

晨起喝水可以清洁胃肠，冲淡胃酸，减轻胃的刺激，使胃肠保持最佳状态。

晨起饮水会很快被肠黏膜吸收进入血液，可有效地增加血容量，稀释血液，降低血黏稠度，促进血液循环，防止心脑血管疾病的发生，还能让人的大脑迅速恢复清醒状态。

早晨起来后为身体补水，让水分迅速输送至全身，有助于血液循环，还能排出体内毒素，滋润肌肤，使皮肤呈现水灵灵状态，起到美容养颜的作用。

2. 上午8点半喝水

上班族在清晨从起床到办公室的过程，身体无形中会出现缺水现象，所以到了办公室后，应先喝一杯不少于250毫升的水。

3. 上午10时左右喝水

离退休在家颐养天年的中老年人，早晨起床后喝下的水，和早餐所补充的水，到上午10时左右消耗已达到一定程度，故应及时补充一定量的水，维持体内水的平衡。

4. 上午11时左右喝水

上班族在办公室里工作一段时间后，再喝自己一天里的第三杯水，补充流失的水分，有助于放松紧张的工作情绪；同时也是空腹饮水，2～3分钟就可被小肠吸收进入血液，体内水的平衡越好，分泌的消化液就越多，待吃饭时，机体各种消化液正旺盛，功能调动起来，促进食欲，帮助消化，增进吸收。

5. 中午12点50左右喝水

用完午餐后半小时喝些水，可以加强身体的消化功能。

6. 下午3时左右喝水

下午3时左右补水，除了具有上午补水的功效外，可以提神醒脑；还有利于身体把早餐、中餐摄入食物所产生的废物稀释，便于顺利地清除出体外，防止体液的酸性化。

7. 下午5点30分左右喝水

上班族下班离开办公室前，离退休在家的中老年人适处晚餐前半小时至1小时，处于空腹时间，均应喝一杯水，增加饱腹感，吃晚餐时就不会暴饮暴食。

8. 晚上9时左右喝水

晚上9点左右，也就是入睡前半小时至1小时，从饮水的角度说，是最佳补水时段。因睡眠会导致血液浓度增高，睡前定量饮水可稀释血液，加速血液循环。

9. 半夜起夜应适当喝水

半夜起来上卫生间方便后，应接着喝杯凉开水，特别是老年人和心脏病患者，由于肾脏功能减退，夜间尿多，导致体内缺水，使血液黏稠，心脑血流阻力加大，易引发心脑血管病变。因而，半夜饮水也很重要。

在上述9个饮水的合适时间，专家指出，如能把清晨、睡前和半夜这三杯水饮好，对防治心脑血管疾病的突发有很大好处。所以把这三个时间的三杯水也叫安全水。

（三）每天要饮健康水

健康水的含义有三方面：一是没有污染，即无毒、无害和无异味；二是没有退化的水，即具有生命活力的水；三是符合人体营养生理需要的水，即含有一定有益无机盐，pH 值呈中性，最好呈弱碱性的水。满足第二点要求，只做到饮水“干净”，满足第一点和第三点要求，只做到饮水的“安全”。只要同时满足三点要求，就是既干净又安全的水，人饮了就能达到健康的目的。所以，健康水一方面可以解渴；另一方面能维持人的生命，实现人体健康、起到保健作用和增强生理功能。

（四）抗衰老其实很简单——一天喝够 8 杯水

世界抗衰老协会主席高德曼博士透露，自己保持年轻的秘诀就是每天喝 8 杯水。他说：“每天必须喝足够的水才能维持体内平衡。”随着年龄的增长，体内水分会逐渐减少，到了老年，细胞内水分会比青年时期减少 3～4 成。皮肤细胞内水分的减少，就是中年以后皮肤出现皱纹的重要原因。此外，多喝水还可以预防心脑血管疾病，防止血管阻塞。

(五)饮料不能当水喝

据调查显示,目前可乐类碳酸饮料仍然是顾客购物篮里的“常客”。但健康专家明确指出:饮料每天至多只能喝500毫升(一瓶),即使是毫无添加剂的纯天然果蔬饮品,由于水果自身所含的高糖分,在其加工成为成品后,其含糖量依然会很高,日摄入饮料过多会导致营养失调。

1. 碳酸饮料导致肥胖

碳酸饮料导致肥胖已经是不争的事实。据美国《儿科学杂志》报道,美国研究人员发现,儿童喝碳酸饮料越多,肥胖的可能性就越大。美国俄亥俄州立大学和俄亥俄州儿童医院的研究人员发现,每天多饮一罐碳酸饮料可将儿童肥胖的风险提高60%。而且营养低,减少了他们发育成长必需的维生素和无机盐的摄入量。

2. 某些饮料侵蚀牙齿

健康专家指出:非苏打饮料和运动饮料对牙齿珐琅质的损害程度要大大超过可乐,其危害分别是后者的3倍和11倍。其中,高能饮料和瓶装柠檬茶对牙齿的危害最大。牙科医生建议,如果一定要喝运动饮料,就尽量快喝,而不要小口抿,或者用吸管也行。喝完后不要立刻刷牙,最好是先用清水漱口,半小时后再刷牙,否则对珐琅质的伤害更大。

3. 乳酸饮料不是奶

按照乳品行业规定，每 100 克酸奶中蛋白质含量应≥2.9 克，而乳酸饮料的蛋白质含量只有 1 克左右，仅含有 5%左右的乳成分，其中乳酸菌量也很少，而含糖量却较高。所以，乳酸饮料只是一种饮料而不能算是乳制品，其营养价值比酸奶的低很多。

4. 果汁不能代替水果

除了 100%原果汁外，一般果汁饮料都加糖、食用色素、香料和防腐剂，并且营养价值远低于新鲜水果。所以，日常生活中不能用其代替水果和水。另外，果汁饮料不是随时都可以喝的。如果饭后马上喝果汁或果汁饮料，会因发酵而引起腹胀，造成腹泻。

由上述介绍可知，选择饮料，必须根据自身的健康状况和实际需要，进行科学选择，口味的偏爱和消费习惯可以适当满足，但不能以牺牲健康作为代价。同时，在选择饮料时，不要盲目听信企业的广告宣传，要仔细了解饮料的成分，并结合医学保健知识，选择适合自己的饮料产品；对于保健饮料，还要认准卫生部颁发的保健食品标志。

三、百姓日常饮用水

百姓日常饮用水，主要有自来水、纯净水、矿泉水和大桶水等。这几种水是否就是健康水呢？

(一)自来水*

自来水就是取自江、河、湖里的水，在自来水厂经过净化和消毒灭菌处理，达到饮用标准的水。目前，我国大多数城镇的自来水厂都是用氯气或漂白粉对自来水进行消毒灭菌，因大肠杆菌等细菌没有全部杀灭，所以还不能生饮，而是将其烧开，就是平时所说的白开水，再饮用。

根据美国的调查，自来水中发现的污染物质达 2 000 余种，其中 190 种是达到一定浓度就会对人体有害的物质**。

研究还发现，自来水中还含有 13 种对人体具有潜在威胁的氯化物(卤代烃和氯仿等)，这类有毒物质在水中的含量同水温密切相关。随着水温的升高，卤代烃和氯仿的含量会逐渐下降，所以为减少氯化物对人体的危害，自来水烧开后不能马上喝，而应将自来水煮沸 3 分钟，使氯化物卤代烃和

---

* 自来水是低能态水。

在物质世界里，每一种有生命或无生命的物质都是由能量构成的，同样水也具有能量。

小分子团水又可称为高能态水，即处于高能状态下的水。高能态水呈小分子团时极易被人体细胞吸收。当人每个细胞充满高能态水，即充满生命源水时，更易发挥水在细胞内物质代谢、信息代谢、能量代谢等生命活动中的作用。

自来水是大分子团水，也称为低能态水。用自来水洗澡后，人会感到疲劳；而用小分子团水，即高能态水洗澡后，身体感觉很清爽，疲劳消除得也快。这是因为现在的自来水在受到污染或外加消毒剂后，造成水的分子团加大，内聚能量降低。在洗澡的过程中，含能量相对低的自来水从人体中吸取能量，所以人洗澡后会感到疲劳；反之，用高能态的小分子团水洗澡，可以补充人体的能量，因而人会感到清爽，并易消除疲劳。

** 引自中国农业大学食品学院李里特教授、博士生导师所著《喝水的科学和保健》。

氯仿含量分别降低到9.2微克和8.3微克的安全量，才能冷却后饮用。

随着我国经济的发展，环境污染严重，水环境也在不断恶化。1985年发布的《生活饮用水卫生标准》(GB 5749—1985)已跟不上当今饮用水市场的发展形势。国家标准委员会和卫生部联合对1985年发布的《生活饮用水标准》进行了修订，发布了新的《生活饮用水卫生标准》(GB 5749－2006)，已于2007年7月1日起实施。新标准要求，生活饮用水中不得含有病原微生物，其中的化学物质和放射性物质不得危害人体健康，感官性状良好，且必须经过消毒处理等；新标准还规定，生活饮用水中，有机化合物指标包括绝大多数农药、环境激素、持久性化合物，是评价饮用水与健康关系的重点；同时增加检测甲醛、苯、甲苯和二甲苯的含量。

新的《生活饮用水卫生标准》尽管由原标准的35项增至106项，但仍不能满足生饮的要求。另外，中国的群众习惯于喝烧开的自来水，当自来水中含有对人体有害的亚硝酸盐时，生水经过加热烧开后，亚硝酸盐含量会增高。所以，喝烧开后的自来水，其中的亚硝酸盐会在人体内积累，从而给人体带来血液性疾病。

城镇居民饮用的自来水烧开后冷却而成的叫做“凉开水”。专家认为，对人体健康而言，最理想的饮料就是这种凉白开水，把烧开3分钟的水盛放在有盖的干净容器中，冷却到25℃～30℃就成了凉开水。

研究发现，开水自然冷却后，水的密度、电导率等理化性能都有所改变。其生物活性要比自来水高出4～5倍，与人体细胞里的水十分相似。因而易通过细胞膜被人体吸收，促进新陈代谢，增加血液中血红蛋白含量，改善免疫功能。

近年来，各地水源受到不同程度的污染，使水的质量大打折扣。自来水在消毒时，使用了氯气或含氯漂白粉，它们在杀菌同时，也带来了游离氯对各种有机物的氯化作用，危害人体健康。

专家研究证实，自来水含有13种对人具有潜在致癌、致畸和致突变的氯化物。幸好，这类有毒物质的含量同水温密切相关：水温到100℃时，含量下降到99～100微克；继续沸腾3分钟，则降为8.3～9.2微克，这时的开水才称得上符合卫生标准的饮用水。

(二)纯净水

喝了近百年的自来水，如今已被铺天盖地的广告称为“含有无限杀机之水”。于是人们纷纷喝起了纯净水，好多人的家中还购置了冷热纯水机。那么，纯水是否就是健康水呢？

纯净水是用反渗透法生产的，亦即是利用一种膜(R·O膜)把水中所有有害物质及有益物质——无机盐及微量元素全部清除；经过这样处理后水的分子链非常大，达到14～17个水分子的长度。这样的水不利于人体吸收。长期饮用纯净水还会增加钙的流失，并会导致体内微量元素失衡。对于老年人，特别是患有心血管病、糖尿病的老年人，以及儿童、孕妇等更不宜长期饮用。

纯净水一方面不含无机盐；另一方面它的 pH 值*呈酸性。长期饮用纯净水，会使体液酸碱失衡。体质一旦呈酸性化，细胞功能就会变差，身体各个器官的作用、组织功能也会减弱；新陈代谢趋缓，废物则不易排出；肾脏与肝脏负担都会加重，从而导致慢性病的形成。特别严重的是，绝大多数癌症病人体液 pH 值都偏酸性，就是癌症易发型体质。纯净水的 pH 值在 7 以下，且长期饮用纯净水，等于是创造了癌症生存环境，让癌细胞可以逍遥自在的快速发展。

---

* 1. pH 值的概念

水的酸碱度均用 pH 值表述。水由 H_2O 分子组成，一般情况下，水可以发生微弱电离，即产生一个氢离子(H^+)和一个氢氧根离子(OH^-)。每升水中含有氢离子可高达 6×10^{16} 个。在习惯上，把氢离子浓度的负对数作为溶液酸碱性的指标，简写为 pH 值，因此中性溶液中 pH 值$=-Log10^{-7}=7$。pH 值大于 7 越多，则碱性越强；而 pH 值小于 7 越多，则酸性越强。在纯净水中由于氢离子过剩，使溶液呈现酸性。

2. 人体内 pH 值及与生理功能的关系

人们经常谈到“正常人体的 pH 值应该是弱碱性”，这句话是不太正确的。通常讲人体 pH 值为 7.35～7.45 是指人体血液中的 pH 值，而不能理解为人体的 pH 值。事实上，人体各个组织的 pH 值均不同，如下表：

部位	pH 值	部位	pH 值	部位	pH 值
房水	弱碱性 7.4	尿	中性 6.9	小肠	弱碱性 7.6
皮肤	弱酸性 5.5	口水	酸性～弱酸 2～6	大肠	碱性 8.4
血液	弱碱性 7.4	胃液	酸性 1～2	汗液	弱酸性 6.0

无论在哪一个部位，身体的 pH 值都维持在一个恒定范围内，即使 pH 值发生轻微的变化，也会引起身体的生物活性分子结构和功能发生剧烈的变化。

在2005年中国饮用水高层论坛上，专家们强调指出："纯净水是高度不饱和水，不但不能给人体提供宏、微量元素，反而会迅速地吸附人体的钙、镁等离子随汗液排出体外。人们大量饮用纯净水后，将导致体内营养状态失去平衡，出现健康赤字，不利于身体健康。现在许多欧洲国家都规定纯净水不能直接作为饮用水。"正因为如此，中国消费者协会也反复告诫消费者：纯净水不宜作为日常饮用水长期饮用，特别是老年人和儿童。

老年人常喝纯净水会缺钙：有了饮水机和纯净水，喝水似乎变得方便多了，但中消协曾正式发布消费警示，儿童和老年人不宜长期喝纯净水。因为纯净水是经过分离过滤装置的饮用水，一方面滤掉了水中的有害物质，另一方面也滤掉了对人体有益的无机盐和微量元素。儿童和老年人身体中钙的需要量30%来自于水，长期喝纯净水，这部分钙的来源就没有了；另外，食物中的钙比水中的钙吸收要来得慢，低很多。长期喝这样的水，不仅不能补充钙、锌等微量元素，体内已有的无机盐反而会被纯净水吸收排出体外。

上海香山中医院专家姚克裘认为：长期饮用纯度过高的水还会削弱自身免疫力，这种水喝多了，一旦再喝别的水就会产生过敏反应。过纯的水进入人体后还会"刮"走体内的微量元素，因此不能单喝纯净水。所以专家建议，不要长期把纯净水当成每日的饮用水，否则会把身体原有的无机盐也游离掉。特别是正处在生长期的青少年尤其要注意，少喝这种水，口渴时可以偶尔喝一点，没有关系。

世界卫生组织(WHO)明确指出:人体必需的无机盐和微量元素5%～11.5%必须从水中获得,长期饮用纯净水会导致必需的营养素摄入不足,影响人的健康,甚至患上某些疾病。世界上没有任何一个发达国家把纯净水作为人民群众的长期饮用水,就连美国也从未将纯净水纳入到百姓的饮用水范围。

1996年7月25日,《中国消费者报》报道,当时上海有200多万人喝纯净水。据统计,当时上海已有各种纯净水生产厂60多家,另有30多家纯净水厂正在申办之中。为了解市场上纯净水的质量情况,保障消费者利益,上海市技术监督局曾对上海市44种纯净水和上海及外省、市30家企业的30种冷热饮水机进行了抽检。结果表明:44种纯净水,只有22种合格,合格率为50%;22种不合格纯净水中,其中15种连饮用水卫生标准都不符合,有6种产品细菌严重超标。在30种冷热饮水机中,只有两种合格,合格率为6.67%;28种不合格的冷热饮水机中,其中17种产品不符合国家有关强制性安全标准。

(三)矿泉水

矿泉水是指从地下深处自然涌出的或经人工发掘的,溶解了一定无机盐、微量元素或二氧化碳等气体,而没有被污染的。这种水是好水、健康水。

矿泉水中含有人类生理作用必需的微量元素。但市售的矿泉水通常只标示钙、镁、钾和钠这4种无机盐的成分,却没有标示其他的元素。虽然有些产品宣称含特别的元素，但大部分的功效还没有得到证实。人们喝矿泉水时应该注意的是矿泉水的“硬度”，即水中所含钙和镁的量数值化，数值低时叫“软水”，数值高时叫“硬水”。从饮用水中摄取无机盐时，必须选择硬水。

矿泉水是好水、健康水，但不能作为人们长期且主要的饮用水，其理由是：

1. 不能大量供应

矿泉水是经过数百年、数千年，甚至数万年在地下深循环，在地质作用下形成的液体矿产资源，而且是不可再生的资源，这种资源是很有限的。所以不可能大量地长期供应人们饮用。

2. 要求高很难达标

国家规定的矿泉水指标要求是很高的，每一项指标都有上、下限要求，任一项指标的下限达不到要求，国家就不会将其批准为饮用矿泉水；如果超过限量指标上限，容易中毒，也不能作为饮用矿泉水开发。所以不能盲目饮用一些未经检测的矿泉水，一定要选择有关权威部门批准开发的矿泉水饮用。

矿泉水的种类很多，不同种类矿泉水所含无机盐和微量元素的种类和含量均不相同，因此适合人群也不同。如长期饮用富硒的矿泉水可能会引发硒中毒；含硫化氢的矿泉水对治疗气管炎、祛痰有一定作用，但对患有光敏性皮肤病和易腹泻的人就不合适；含硫酸镁的矿泉水，对便秘患者有益，但对腹泻患者却有害；含氯化钠和碳酸氢钠的矿泉水，由于钠具有促进体内蓄积水分的作用，所以患有高血脂、心脏病、肾病的人就不宜饮用。

还有一种叫人工无机盐水，即在纯净水基础上人为按比例添加了几种人工矿化液所制成的饮用水，片面迎合了对少数几种无机盐的要求，但没有考虑到无机盐元素的均衡。其基础是纯净水，而纯净水又一般以自来水为原料，所以也被称为人工矿泉水。更重要的是人工无机盐水由于技术条件的原因呈现酸性，有的品牌甚至 pH 值低于 5.6，原因是它在偏酸性饮用纯净水的基础上添加人工矿化液而成的。专家认为，现代人的饮食习惯，摄入酸性食物过多，使人体的酸性大大多于碱性。更多人的体液 pH 值在 7.35 以下，所以长期饮用这种人工矿泉水，不仅不能给身体带来有益元素，反而可能紊乱体内的 pH 值，使身体处于健康与疾病之间的亚健康状态。

矿泉水的 pH 值大都在 7～8，有利于维持人体内的酸碱平衡，促进新陈代谢。但矿泉水中无机盐的含量并不十分稳定，若一些无机盐的含量超标，就会对人体造成伤害，如水中碘的含量超过 2 毫克/升时，就对人体有害了。加上真正矿泉水的资源稀少，不是用之不竭，也不是每个家庭能长期饮用的。由于矿泉水中的微量元素含量较单一，并不能为人体提供全面、均衡的无机盐。经常饮用这种水，还可能导致某些元素过量，并在血液、细胞中沉积，增加肾脏负担，易产生结石，因此这种水不能过量饮用。专家认为，最好每天只饮 500 毫升矿泉水。

3. 矿泉水多喝也有害

人体对微量元素的补充并非多多益善。矿泉水含有多种对人体有益的物质和游离的二氧化碳，但如果饮用过多会影响胃液的分泌和胃的消化功能，还会影响胆汁的形成和分泌，从而导致体内的酸碱失调。

由于矿泉水中含有较多的无机盐，过量饮用会使这些无机盐刺激肾脏和膀胱，增加肾脏和膀胱的负担。所以，患有慢性肾炎、高血压、心脏病及伴有水肿的病人不宜饮用矿泉水，更不能将矿泉水当作治病的药水服用。

其次，多饮矿泉水，其中的钙也会对人体有一定的影响，适量的钙摄入可以促进人的骨骼、牙齿发育，增加细胞的通透性等，但如果过量补充会引起高钙血症，使人出现软弱无力、食欲缺乏、呕吐腹泻等痛苦症状，而且过量的钙可能导致肾结石，所以结石患者要少喝矿泉水。

此外，锌元素补充过多，不但会影响到身体对其他微量元素的正常吸收和利用，而且还可能引起身体组织的损伤。铁元素摄入过量可能会引发肝硬化和糖尿病，急性铁中毒者，会迅速休克，严重者甚至有生命危险。碘元素补充过量，则会出现脱发、指甲变脆、易疲劳、胃肠功能紊乱、水肿、不育等。

(四)桶装水

桶装水是指除上述矿泉水外，其他经过净化处理后灌入桶内的水。这种水更不能作为人们长期而大量饮用的水。

1. 易引起二次污染

饮用桶装水离不开饮水机，而低质低价杂牌饮水机所用材料及设计结构等方面均会导致水的二次污染。即使购买高档的饮水机，也要求冬季每隔三个月、夏季每隔一个半月清洗一次，不然室内空气中的细菌会在饮水机放水时，随空气进入机内储水缸，在温度适宜时迅速繁殖，几天后每毫升水中的菌落总数会增至成千上万，长饮此水就会有损人体健康。

使用桶装水最让人触目惊心的，是桶装水的二次污染。在桶装饮用水开封使用14天后，送上海疾控中心检测，结果发现其菌落总数都超过了桶装水出厂标准上限的12.5倍。而在一般家庭中，容量为18.9升的桶装水的饮用时间一般为7～15天，有的甚至更长，随着时间的推移，细菌数量会成倍增长，合格的桶装水也会成为致病因素。饮用第一天和第七天比较，水中微生物合格率从93.3%下降到36.7%。有的商家为赚钱，不乏弄虚作假，直接将河水装入大桶出售。几年前，济南调查发现桶装水合格与不合格之比竟达到了1∶15，真是触目惊心。

国家质检总局曾于2006年公布了对全国桶装饮用水的抽查结果，共抽查了北京、河北、上海、浙江、广东等14个省、直辖市的290种产品，抽样合格率为65.2%，其中小型企业抽样合格率为50.7%。

质监专家提醒：在购买桶装水时应首选大企业的品牌产品；其次看产品标签；第三看包装桶外观，质量较好的桶（瓶）

透明度高，表面光滑清亮；第四倒置水桶应不漏水；第五当把水桶从饮水机上拔出时，水桶的内塞应恰好将水桶再次堵上。鉴别水的感官质量，合格的桶装饮用水应是无色、透明、清澈、无异味和异臭，没有肉眼可见物。

2. 使用国家指定产品

北京桶装水开贴“电子身份证”：为了使市民喝上放心桶装水，便于政府监管部门对企业的产品实施监督，北京市质监局将逐步统一利用“中国产品质量电子监管网”的“电子监管码”对北京市桶装水实施电子监督。同时，使用监管码可以维护一批优势企业和名牌产品，有效保护这些企业的知识产权和名优企业的产品声誉。

有了这种监管码，消费者可以通过拨打 114 等方式查询假冒和仿冒桶装水。生产和销售企业也可以利用“监管码”进行质量跟踪管理，加大质量控制能力，动态掌握商品流向、畅通流通渠道，便于产销衔接和提高物流效率，发生质量问题时可以精确召回。

3. 家庭饮水机普遍存在的问题

(1)结垢：饮水机在烧水时出现的白色沉淀物大部分是碳酸盐类，这些盐类是一种很稳定的化合物形态，难以被人体所吸收，目前还没有证据表明这些物质对人体有害。但是，这些物质的存在影响了热交换的效率，耗能量增加，结垢严重时，也会带来安全隐患。因此，饮水机要及时除垢。

(2)长时间加热：饮水机的加热温度为 85℃～95℃，而长期加热，会影响水的活性，从而形成老化水。在家庭用水中长时间不用饮水机，应将其电源关掉，从而避免水活性的丧失，同时还可以节电。

(3)饮水机中的亚硝酸：水中都含有硝酸盐，饮水机中的微生物会促进硝酸盐转化为亚硝酸盐。目前还没有足够的证据表明亚硝酸盐与癌症有直接的关系，但有研究表明，当水中的亚硝酸盐含量过高时，在胃酸作用下，亚硝酸盐可生成亚硝酸胺，该物质可以致癌。

(4)杀菌的温度：当水温在60℃以上时，普通微生物都可以被杀灭，80℃以上时，10～20分钟可将芽孢杆菌杀灭。

(5)加热胆的材料：就加热胆的材料而言，不锈钢是符合国家相关的卫生标准的材料，100℃的水不会使质量合格的不锈钢内胆产生腐蚀，因此不会有有害物质析出。但使用劣质材料制造的假冒产品，在经过热水浸泡后，有害物质可以被溶出，从而影响人的健康。

饮水机受到污染，桶内的水最好也不应该使用。所以应养成经常清洗的习惯才能保证饮水机输出的饮用水不受污染。为此，将清洗步骤介绍如下：

●切断饮水机电源。

●将装水的水桶垂直向下插入饮水机上部的聪明座，开启红色热水龙头及蓝色冷水龙头直至有水放出后关闭水龙头，再用双手捧住瓶身向上取出水瓶。

●清洗饮水机外部和聪明座。

●将600毫升专用清洗消毒液或食用消毒剂，要按照产品说明剂量进行勾兑后倒入储水罐，也可以用消毒药1片与5～6升纯净水混合配制成消毒液。

●持续浸泡消毒20分钟后，开启红、蓝水龙头直至消毒液放完。

●旋开机器背部或底部放水阀将饮水机内的消毒液排尽。

●用开水或纯净水反复冲洗几次，直至水龙头出水无气味为止。

●旋紧放水阀，消毒灭菌操作程序完成。

●饮水机的清洗消毒一般以夏季3个月1次，冬季半年1次为最佳；开了封的桶装水放置超过15天，就不能再饮用了。

(五)瓶装水*

瓶装水不是水种的概念，而是一种包装容器及供应的方式。自来水存在的水质问题给瓶装水以发展空间，但从目前来看，瓶装水只能是自来水的一种补充，不能成为主流。

联合国粮农组织(FAO)在1997年发表的一篇调查报告中指出，瓶装水并不比自来水含更多的有益于健康的微量元素。事实上，有些瓶装水厂家用的水源是市政管网的水，还有些瓶装水使用反渗透设备对自来水进行处理后而成的纯净水，如在我国市场常见的某公司生产

---

* 引自2006年新华社12月30日电。

的无机盐水，就是在纯净水的基础上加入几种无机盐后制成的。

我国现有的瓶装水主要有天然矿泉水、纯净水和净水。美国的FDA根据水源也对瓶装水进行如下分类。

1. 流井水

水源来自较深的含水层。打井时，含水层的压力通常称为自流井压，促使水从含水层升高，有时可以升高出地表。美国环境保护署（EPA）认为深层地下水不容易被污染。

2. 泉水

水源来自浅层地下。泉水可以是泉眼自然涌出或通过钻孔将地下形成的水引出泉眼。使用外力钻孔采集的水，其组成和质量必须与自然涌出的水相同。

3. 井水

水源来自地下较浅含水层，可以通过人工或机械打井获得。

地球政策研究所严肃地指出："……瓶装水绝不是发展中国家解决饮水问题的办法，瓶装水也不能解决全球11亿缺乏安全饮水人口面临的困难。"因为地球为此付出的代价太大了！

其一瓶装水消耗了巨大的能源。在发达国家，瓶装水消耗的资源比自来水高11倍；其二瓶装水的瓶子带来了严重的污染。据美国容器回收研究所的调查，有86%的塑料瓶被当作垃圾处理。如果将其燃烧，就会释放出大量的废气，影响人类健康，将其掩埋，则需要1000年才能生物降解；其三无节制的索取水源。全球的水资源正在枯竭，人类却以惊人的速度污染和消耗着生命之源——水。事实上，全球水短缺已经成为21世纪最严重的生态、经济和政治危机。

我国市场上的瓶装水真是各色各样，铺天盖地，什么纯净水、矿泉水、可乐、含糖饮料、碳酸饮料等等。

据法新社报道，瓶装水虽然十分普及，但消费者对其特性并不十分了解，很多消费者不知道矿泉水与泉水的区别。法国科学院专家举例说，富含苏打的矿泉水可帮助运动员恢复体力，但会破坏高血压患者的低盐饮食结构；富含钙的矿泉水对那些过敏的婴儿来说非常宝贵，但肾结石患者饮用后可能会引发不良反应。

专家指出，目前许多品牌的矿泉水标签上标注的无机盐含量和微量元素“非常不充分”，而这些信息本应该“更加具体，更加明确，更加通俗”。所以专家提醒消费者在购买瓶装水时，一定要仔细查看标签并了解其特性，以避免饮用后出现不良反应。

专家还要求添加香料和糖的瓶装水要标明含糖量，因为这种饮料可能危害糖尿病患者的健康，也不适合减肥人群饮用。

(六)最好的水是白开水

1. 白开水是最好的水

现在超市里矿泉水受到普遍欢迎，不仅因为携带方便，而且人们认为它含有各种无机盐，更加健康。但英国《每日邮报》曾报道，事实上矿泉水并没有人们想象的那么营养丰富，白开水才是最好的水。

有些矿泉水确实含有一定的无机盐，如钙和镁，但由于含量很低，因此并不能对身体产生十分有益的影响。要知道，白开水中也含有钙质，而且不含热能，能够被人体直接吸收，还不会刺激胃肠。

另外，还有些矿泉水中含有较多的钠元素，钠是盐的主要成分，因此喝矿泉水可能导致盐的摄入量超标，如果不能将多余的钠排出体外，还会对身体形成潜在威胁。

同时，骨密度低的人群尽量不要饮用含有钠的矿泉水，因为过多的钠会导致钙质的流失。

从营养学观点来分析，任何饮料都比不上白开水的生理价值。白开水不但解渴，而且进入人体后最易透过细胞膜为机体所吸收，并可加强血液循环，促进新陈代谢，还能增加血液中血红蛋白的含量，增强自身免疫功能，提高抗病能力等。

科学研究发现，白开水放凉至25℃左右，具有特异的生物活性。习惯喝白开水的人，体内脱氢酶的活性大大提高，肌肉中的乳酸积累减少，一般不会很容易地就感到疲劳。

另外，水经过煮沸后，自然冷却到25℃左右，其中所含的氯减少一半，所含的微量元素几乎不变，水的各种理化性能都很接近人体细胞内的生理水。凉开水的这些基本特性，使它很容易通过细胞膜，加速乳酸的代谢，继而解除人体疲劳。

因此，要喝自家的白开水，这样不仅节约开销，还对身体大有好处。若要解决出门的饮水问题，可事先准备一个容量为500～1 000毫升的饮水杯或瓶，将白开水灌入其中，不仅方便出行，也会让自身拥有更健康的生活。

2. 25℃白开水的特性

水被烧开后，温度自然降至25℃时可谓温开水。这种温开水具有特异的生物活性。

近年来，由于科学的发展和对人体的深入研究，发现温开水的内聚力增大，在氢键的作用下，水分子间更加紧密，水的黏滞度、电导率等理化性质都有改变，其生物活性比自然水要高出4～5倍，温开水的这些性质与细胞液的性质十分近似，加强了水与细胞的亲和性，所以易于进入细胞被人体及时吸收。经常饮用温开水不仅可以起到“内洗涤”作用，还有助于改善分泌腺及心、肝、肾的生理功能，提高机体免疫力，保持皮肤的水分，使人容光焕发；温开水还可以提高人体内脱氢酶的活性，并可有效降低肌肉中的乳酸浓度，使人尽快恢复体力和精力。

喝过烫的开水，对口腔、食管和胃黏膜均有破坏作用；而喝过凉的开水，会影响消化液的分泌，并有可能引起胃肠痉挛、胃痛、腹泻等。25℃左右的温开水很适合胃肠的需要，对机体是一种良性刺激。

3. 每天喝开水可保心脏健康

一项研究显示，每天至少喝五杯白开水的人，其心脏病的病死率比每天最多喝两杯水的人要低。水对男性心脏的保护作用比女性更强。每天喝大量水的男性，其心脏病病死率比其他人要低54%。但并不是所有液体饮料都有保护心脏的作用，咖啡、茶、果汁、牛奶、酒精饮品能使心脏病的发病率增加，经常喝这些饮料会使女性心脏病病死率增加一倍，男性心脏病病死率增加46%。

研究人员说，白开水的吸收无须经过消化过程，就能迅速地被吸收到循环系统中并稀释血液，因而可以预防动脉栓塞，而其他饮料则需要水分从循环系统中回渗到消化系统，帮助消化作用才能被吸收。这过程血液是被浓缩的，所以没有保护心血管系统的作用。

4. 慎喝过夜的白开水

不少人家里都备有盛开水的凉瓶，里面的凉开水可以随时喝，很方便。但是，这种方便可能给家人带来健康隐患。如果当天的白开水没有喝完，一定要倒掉，不能隔夜喝。因为久置的白开水中含氮的有机物会不断被分解成亚硝酸盐，同时难免有微生物的介入会加速含氮有机物的分解。亚硝酸盐对身体的危害众所周知，它具有很强的与体内血红蛋白结合的能力，会妨碍血液正常的运氧功能。所以，开水最好当天喝完。

四、这样的水不能喝

(一)新鲜的桶装水

市面上销售的桶装水，不论是蒸馏水、逆渗透水、矿泉水及其他纯净水，尽管在生产制作过程中已多次过滤消毒，但在装桶前一般都会用臭氧做最后的消毒处理，因此在刚灌装好的桶装水里都会含有较高浓度的臭氧。

虽然臭氧具有较强的消毒作用，但臭氧吸入人体内后，会破坏皮肤中的维生素 E，致使皮肤发皱、出现黑斑，严重者还会破坏人体的免疫功能，诱发淋巴细胞疾病。所以，如把桶装水趁“新鲜”喝下，无疑会把毒物一起摄入。最好的办法是将新鲜的桶装水放置 1～2 天，等臭氧消散后再喝。

另外，桶装水很容易让空气中的微生物、浮尘进入水桶中，使桶中的水受到二次污染。为了防止饮用被二次污染的水，最好的办法是将水加热后饮用。为防止水反复加热产生大量的亚硝酸盐，在选购饮水机时尽量买沸腾式饮水机，这类饮水机通过微电脑控制，将凉热水分离，保持水温准确稳定，使饮用的水干净健康。

(二)没烧开的水

有资料表明，在饮用水硬度较高的地区，肾结石的患病率较高，但结石的形成仅与水质的软硬度有关，与是否烧开没有必然的联系。喝没有烧开的水，危害不在于导致结石，而是因为自来水是由氯化消毒处理的，其中有些含氯化合物是有害物质。

当水温达到 90℃时，这些有害物质在水中的含量达到最高；只有当水温达到 100℃，水完全沸腾时，它们才会随水蒸气蒸发而大大减少。所以，烧水时让它持续沸腾 3 分钟后，才可以安全饮用。

（三）反复烧开的水

有人为了节水，常把喝剩的开水重新加热，这是很不好的习惯。因为反复烧开的水会造成水的老化，不但会使其中对人体有益的无机盐丧失，还可能产生某些有害物质如亚硝酸盐等。亚硝酸盐一旦进入人体，便使血液中的红细胞失去携带氧气的功能，致使组织缺氧，若长期喝这种水会出现恶心、呕吐、头痛、指甲与嘴唇发紫、心慌等症状，严重的还能引起缺氧，甚至可能诱发癌症。因此，当天烧的开水最好当天喝完。

（四）储存三天以上的老化水

老化水俗称“死水”，也就是长时间贮存的水，医学专家指出：水的衰老速度很快。水分子是长链状结构的，如果不经常受到强烈撞击，这种链状结构就会不断扩大和延伸，变成老化水，也可以叫退化水。

水一经老化，它的功能也就开始退化，这种现象谓之水退化*。无论是烧开的水，还是桶装水，储存时间超过3天以上均可叫老化水，不宜常饮。如常饮老化水，对未成年人来说，会使细胞的新陈代谢明显减慢，影响身体的生长发育；对中老年人则会加速衰老。许多地方食管癌、胃癌的患病率之所以较高，据研究可能与长期饮用老化水有关。

有关资料表明，老化水中的有毒物质也会随着储水时间延长而增加。所以不论何种桶装水，开启使用后的储存期不宜超过3天，未开启的水一般存放时间不超过10天，以免影响健康。

在一般饮用水中，都含有一定量的硝酸盐，如同时含有大量细菌，特别是大肠杆菌，那么烧水时适当的温度就会使

---

* 水退化

水退化是指水本身功能的退化，以水对生物体（包括动物、植物、微生物和人类）的生理功能的退化。人的衰老、疾病，尤其是慢性病增多，均与水的退化有关。水退化理论是从哲学层面、科学层面深层次地认识水的科学理论。

水退化就是指水的结构已发生异常变化，继而就会使水的内在的能态降低，水分簇（团）变大，振频与波动异常。这些变化就会引起水的功能降低，水自身功能的降低，就意味着水的自净功能和抗污能力降低。

对于人体而言，退化的水实际上是一种“病态”的水，不仅不适应人体的需要，而且还会对人体产生不良影响。长期饮用这种“病态水”，会使人的免疫功能、适应能力和细胞活力降低。对病原微生物的抵抗力下降，代谢疾病罹患率增加，这些疾病都属于营养障碍代谢病。

研究证明，只要采用恰当的物理技术把大的水分子团“打碎”成小分子团水，水分子就可被激活，就可恢复和接近到水的原有功能。现已研究出多种方法可以把水分子变为小分子团，如磁化、电解等技术，但关键的难点是如何使水的小分子团稳定化，持久化。北京爱迪曼生物技术研究所研发的IDM激活系统，就是把无序结构的水分子变为有序结构的水分子的技术，从而把已退化的水变为健康的水，把死水变为活水。该项技术已通过联合国计划开发署专家考察、评议，并且作为“联合国示范工程技术项目”向全世界推荐。

细菌放出硝酸盐的还原酶，可将水中的硝酸盐还原成亚硝酸盐，从而使开水中亚硝酸盐增多。亚硝酸盐大量进入血液后，能将血红蛋白中的二价铁氧化成三价铁，使血液失去携氧功能，导致人体缺氧窒息。若储水时间过长，水的亚硝酸盐会与日俱增，所以储水最多不要超过3天。

（五）放置24小时以上的凉开水

夏季很多人喜欢喝凉开水，但最好不要喝放置时间超过24小时的凉白开，因为放置时间过长，水不仅会产生大量有害菌，其中的无机盐还会丢失。

（六）生水

自来水中的氯可以和水中残留的有机物相互作用生成化学物质，易导致膀胱癌、直肠癌的发生。野外的一些生水看似透彻清凉，其中却可能含有害的细菌、病毒和寄生虫，饮用后易患急性胃肠炎、肝炎、伤寒、痢疾及寄生虫病。

（七）蒸锅水

蒸锅水就是蒸馒头、饭菜等食物后锅底剩余的开水。常饮这种水，或者用这种水熬稀饭，会引起亚硝酸盐中毒，水垢也常随水进入人体，导致消化、神经、泌尿和造血等系统发生病变，甚至引起早衰。

蒸锅水里对人体最有害的物质是亚硝酸盐类。由于长时间的熬煮，使水中的亚硝酸盐浓度大大增高。亚硝酸盐是一种还原剂，如经常把蒸锅水当开水喝或煮成稀饭喝，就会使血液中大量的血红蛋白变成高铁血红蛋白，从而降低血红蛋白的携氧能力，造成人体缺氧，可以使人发生头晕、心慌、皮肤发绀等现象。

（八）蒸馏水最好少喝

蒸馏水是把源水煮沸后，令其蒸发冷凝回收得到的水。但是，源水中的其他遇热蒸发的物质，也随着蒸馏水的生成而冷凝到蒸馏水中，如对健康有害的酚类、苯化合物，甚至可蒸发的汞等。要想得到纯净水或超纯净水，必须经过二次、三次的蒸馏，还得增加其他纯净手段。

常饮蒸馏水就等于放弃了从水中获得人体所需的微量元素的5%的来源。所以，蒸馏水可以喝，但会导致人体无机盐的流失，所以最好不要喝。

（九）勿把凉茶当水喝

在炎热的夏天，人们往往把冰镇凉茶当作消暑解渴的灵丹。凉茶是具有清热解毒、祛火去湿等功能，但由于凉茶味甘性凉，热性体质的人可适当饮用，而寒性体质、胃寒、脾虚、消化不良、体质虚弱的人不宜喝凉茶，尤其不能喝冰镇凉茶。况且，白领脑力劳动过度，体力劳动不足，体质偏阳虚，再加上使用空调的室内温度低，若再饮用大量寒凉性食物刺激，会损伤胃肠，出现四肢乏力、怕冷、拉肚子等不适症状。所以凉茶不能当水喝，只可在适当时候用来解暑降火，而且喝的时候一定要有节制，每天喝1罐为宜。

专家提醒，无论是凉茶、冰爽茶，还是乌龙茶，喝茶最好是温凉的，冰镇凉茶易损伤胃肠，尤其是对体弱的老人、儿童和妇女。最好的消暑饮料还是白开水，可以补充体液和电解质。

五、特殊人群的饮水

(一)烧伤病人不能喝白开水

皮肤大面积烧伤后，体液从创面大量外渗，致使血容量下降，水分减少，使病人常有口渴的感觉。病人口渴感越重，表示伤情越重。

按医学要求，烧伤后口渴时，不能给病人喝白开水。因为在烧伤后，体液丢失的同时，体液中的钠盐也一起丧失，如果单纯给病人喝白开水，会稀释血液，导致血液内的氯化钠浓度进一步下降，使细胞外液的渗透压降低，引起细胞内水肿，出现脑水肿或肺水肿，即水中毒，可危及病人生命。因此，这时千万别给病人喝白开水，而应喝含盐的饮料。

(二)青光眼患者不宜多饮水

青光眼患者大量饮水后，由于大量的水分被人体吸收，可使眼内房水随之增多，正常人可通过加速新陈代谢加以调节，排泄多余的房水，而青光眼患者由于滤帘功能障碍，房水排出异常使眼压上升，这是青光眼患者所忌讳的。所以专家提醒，青光眼病人不宜多饮水，要注意控制饮水量，一般每次饮水不要超过500毫升。因为一次饮水过多，会导致血液稀释，血浆渗透压降低，使房水的产生相对增多，导致眼压升高。

(三)高血压患者切莫喝盐水

有一种流行的说法，喝淡盐水有利身体健康。于是有的高血压患者晨起也喝淡盐水。医学专家指出，这种做法是错误的。

不错，喝淡盐水是有利于身体健康，尤其是对于夏天大量出汗后补充水分是必要的，但高血压患者晨起喝淡盐水不但无益，反而还是一个危害健康的错误做法。

医学研究认为，人在整夜睡眠中未饮滴水，然而呼吸、排汗、泌尿却仍在进行中，这些生理活动都要消耗体内许多水分。早晨起床时，血液已呈浓缩状态，此时如饮一定量的健康好水，可很快使血液得到稀释，纠正夜间的高渗性缺水。而喝淡盐水则反而会加重高渗性缺水，令人倍加口干。何况早晨是人体血压升高的第一个高峰，喝淡盐水会使血压更高，这对正常人都是有害的，对高血压患者就更加危险。因此，高血压患者清晨补水不可喝淡盐水，不论咸淡均不能保健，只会危害健康。

(四)便秘患者要多饮水

除器质性便秘外,引起便秘的根本原因是水和纤维摄入不足,便秘严重的人,只要每天在原来饮水量的基础上再多饮1 000～1 500毫升的水,30 天后绝大多数人会有明显效果。饮用磁化水,大多 20 天就可解决问题。用药物治疗便秘效果再好,只能治标,一旦停药就会反弹。只有多饮水,饮好水才能治本。

另外,要排便畅通,就要使肠腔内有充足的能使大便软化的水分。因此,喝水应该讲究技巧,如果小口小口地喝水,水流速度慢,水很容易在胃里被吸收,产生小便。可见,便秘的人喝水最好是大口大口地喝(即喝满口水),吞咽动作快一些,这样水能尽快地到达结肠,同时刺激肠蠕动,改善便秘的症状。

早晨起床后,最好空腹喝 500～600 毫升温水,因为人体在早晨会有结肠黎明反射,是一天中最容易排便的时间,此时大量饮水,可明显加强大肠蠕动,促进大便排出。

(五)腹泻患者要多饮水

很多腹泻病人误认为多喝水会使大便更稀。其实,引起腹泻的主要原因是肠黏膜遭到破坏,对水分的吸收功能减弱,或是因为肠内外渗透压发生改变,导致液体流入消化道迫使胃肠蠕动加快,才使消化道内食物残渣含水过高,发生腹泻,绝不是水喝多了的原因。发生腹泻后,人体立即进入了缺水状态，连续几次腹泻，再好的身体也抗不住。纠正腹泻，除用药物医治外，必须通过及时补水，改变体内缺水状态，必要时要静滴生理盐水。

（六）醉酒后应该多喝水

醉酒后应该多喝水。多喝水有利于醒酒，这是许多醉酒者实践经验的总结。

醉酒者常当天喝得酩酊大醉，到第二天还感到头昏脑涨的。实际上这就是体内缺水不能将乙醇排出体外所致，醉酒者那种讨人嫌的气味，也是乙醇在作怪。这时，醉酒者只要大量地喝水，通过排水将乙醇排掉就好了。

无论是高度或低度的白酒，还是啤酒或是葡萄酒，都或多或少含有酒精，严格讲均属酒精饮料，摄入人体，排泄时都会带走体内的水分。再说，酒精可以增加体温，促进新陈代谢及排汗，因此喝得越多，体内的水分越容易流失。喝酒时为防醉酒，就应该多喝水。如果是喝带有辣味的酒，就应喝硬度较高的水；喝带有甜味的酒，就应喝软水或矿泉水。喝酒的同时喝水，可以将有害物质乙醇迅速排出体外，有助于预防醉酒。容易醉酒的人，一定要在喝酒的同时补充水分。

喝酒的时候，会导致活性氧增加、血管收缩，使血液浓缩，这时更需积极饮水，因为这时喝的水会进入全身血管，使喝酒者感受“充满水”的感觉，使心情平静下来。严重醉酒时应该喝小分子团水，即碱性磁化水或离子水。

(七)抽烟的人应该多喝水

医学研究证实,香烟中的尼古丁具有强烈的利尿作用,所以抽烟会使体内的水分变成尿液排出体外,使血液浓度变高,血液变得黏稠。因此,喜欢抽烟,特别是烟瘾大的人,应积极摄取水分。

香烟中的尼古丁会破坏维生素C,虽然无法依靠水来补充维生素C,但大量饮水,可以在尼古丁等有害物质对人体产生不良影响之前,尽可能将其尽快排出体外,以防止维生素C遭到破坏和其他危害。

吸烟易导致肺癌、咽喉癌和动脉硬化等各种疾病是众所周知的事实。所以有些"老烟枪"为提高生活质量,强健身体而欲戒烟。但猛然戒烟会出现戒断症状而宣告失败。这种戒烟时产生的尼古丁戒断症状主要表现为食欲增加、注意力衰退、便秘等,但喝水可以有效抑制食欲、增加集中力、缓和便秘。

喝水戒烟的关键在于想要抽烟的时候,就借助喝水来平抚想要抽烟的冲动,加以抑制。首先,早晨起床后先喝1杯水;然后冲澡、按摩全身;早晨只吃新鲜水果或新鲜果汁;想抽烟时,可以慢慢喝水。

重复这样的过程,就可以抑制抽烟的冲动,逐渐减少抽烟量。久而久之,就可以彻底戒烟。

(八)泌尿系统炎症患者要多饮水

人体的肾脏、输尿管、膀胱和尿道受到细菌感染而发炎,分为“急性膀胱炎”和“急性肾盂肾炎”。前者为尿道膀胱发炎，表现为下腹部疼痛；后者是炎症已上行到输尿管和肾脏，主要症状为腰部疼痛。小分子团的磁化水代谢力强，能加速排尿。所以患有泌尿系统炎症者如每天大量饮用小分子团水的磁化水，排尿量保证在 2 500 毫升以上，对消炎大有好处。

（九）感冒发热要多喝水

患有感冒发热的病人，新陈代谢加速，排出的二氧化碳增多，呼吸加快导致体内水分丢失也加快。同时，人体发热时会自动调节体温，即靠皮肤排出大量水分以降低体温，从而使体内水分过多丢失。生活中也能看到有的感冒患者发热时满头大汗、全身湿透。这时如多喝水不仅可以补充体内水分的丢失，还能促使病人身体散热、降温。多喝水才能多排尿，促进体内的病毒、毒素及代谢废物尽快排出，使身体内环境处于一种“干净”状态。多喝水可补充体内丢失的水分，使血液循环保持稳定，使体液代谢保持平衡，以利于病人尽快康复。如果感冒后体温不高，体内水分丢失不多，则喝水不要过量，否则饮入的水远远超过体内丢失的水，便会导致体内电解质不平衡，反而有害健康。

但是，感冒发热时不宜喝茶水。经分析，茶叶含有茶碱、咖啡因和鞣酸，具有兴奋中枢神经、增强血液循环及促进心跳加快的作用。发热时饮用茶水，会使病人的体温升高，病情进一步加重。参茶也有兴奋神经的作用，亦不适合发热病人饮用。另外，茶水中的鞣酸还有收敛作用，会影响机体排汗，妨碍正常散热。体热得不到散发，就难以及时降低体温，影响了病体的康复。

(十)肥胖者应多喝水

肥胖是体内脂肪积聚过多所致的现象，并不是“健康”标志。它不仅会给生活带来诸多不便，更重要的是容易引起多种并发症，加速衰老和死亡，所以减肥成了肥胖者最为关注的话题，在市场上减肥的广告铺天盖地；减肥的药物琳琅满目，真真假假，让人难以分辨；减肥的方法五花八门，其实减肥最简单的方法就是喝水，最便宜、实惠的药就是水！

美国一位专门研究肥胖病的专家指出：如果不喝足水的话，许多人更会变得过度肥胖、肌肉弹性减退、各种脏器功能下降、体内毒素增加、关节和肌肉疼痛，甚至还会导致“水潴留”等。喝水减肥的具体方法是：

1. 饮好水

小分子团的磁化水。

2. 饮水量

每天保证喝 2 000～2 500 毫升磁化水。

3. 饮水方法

每天早上起床后空腹喝 1 杯 20℃～30℃的小分子团水。
中午喝 2 杯水。
下午至晚上喝 3～4 杯水。

就寝前半小时喝1杯水。

以少量多次饮用为宜。

吃肉多时应多喝点水，锻炼强度大时也应多喝点水，出汗多或淋浴后也应多喝点水。这样才是科学的减肥饮水法。

4. 配合适量运动

肥胖者多饮水可以说是减肥的一大诀窍，水通过小肠，除大部分被吸收外，剩余部分进入大肠分成两路，一部分被肠壁继续吸收进入血液；另一部分成了粪便的稀释剂，保证排便顺利，有效地防止便秘。

（十一）服药、吃营养品时应多喝水

服药、吃营养品时应多喝水，尤其要多喝小分子团的磁化水。用水，尤其溶解度高的磁化水把药物送入体内，可加速药片在体内的崩解和溶化，增加药效。吃药时多喝水，有利于药物在体内的代谢，避免药物对肾脏的损伤。

口服药有各种剂型，送服时需要的水量也不尽相同。饮用中药冲剂每次用水约需150毫升，如感冒清热颗粒，要用150～180毫升温开水服下，再用一口水漱口即可。但西药中的散剂不在此列，如蒙托石散（思密达）只需50毫升水冲服即可。一般的口服剂型如大部分片剂，通常用150～200毫升水送服即可。用水太多会稀释胃液，加速胃排空，反而不利药物的吸收。为保护药物、遮盖异味、改变溶解速度或溶解的位置，常把药品制成胶囊剂。但胶囊是由胶质制成的，遇水会变软变黏，服用后易附着在食管壁上，造成损伤甚至溃疡，所以送服胶囊时要多喝水，以保证药物确实被送达胃部，因此饮入量应不少于300毫升。并且咽下时应稍低头，胶囊会顺利地被送服。

另外，一些对消化道有刺激的药物，如四环素类药物等，不论剂型如何，均要加大送服的水量，以减轻对消化道的刺激。还有些药物的代谢过程比较特殊，服用期间也需要饮用较多的水，如磺胺类药物和喹诺酮类药物，代谢时易在尿中析出结晶，损伤泌尿系统，因此服药期间必须大量喝水，或者同时口服一些碱化尿液的药物，如碳酸氢钠等。

各种营养品必须由小分子团水送到细胞中沉积，才能改善细胞代谢条件，所以大量饮水，尤其是饮用磁化水能使营养品发挥更好的功效。

（十二）肝病患者应多喝水

一旦罹患肝病，新陈代谢功能就会衰退，有害物质的排泄也会降低。水可以促进新陈代谢，加速代谢废物的排泄。要想预防肝病，平时就要养成科学摄取水的习惯。

一旦罹患了肝病，全身的细胞就会失去活性。因此，为了抑制肝病的恶化，可以摄取有助于活化细胞的水。

碱性磁化水可以减少活性氧，增强细胞的增殖力，对预防肝病十分有效。

（十三）关节疼痛的人应多喝水

人体所有骨骼的末端都有一个保护层——软骨，与骨骼相比要软一些，含水量也多，软骨中的水提供润滑作用，可以使相邻的骨骼末端相互滑动。在这种滑动过程中，软骨的一些细胞死亡并脱落，这些死亡的软骨细胞被新生软骨细胞代替。如果软骨中的含水量减少，润滑作用也就降低，死亡的软骨细胞就会增多，当死亡的软骨细胞总量超过新生细胞的总量时，就会产生关节痛。

所以关节疼痛是缺水的表现。一旦感受到关节疼痛，就应多喝水，以保持关节内的正常含水量，增强关节内水调节的效率。

（十四）献血者在献血前应适量喝水

对一个正常人来说，每次献血 200 毫升是不会对身体有多大影响的。有的人在献血时之所以发生眩晕，主要与献血者精神过度紧张、直立过久或空腹低血糖等导致脑部缺血、脑供氧不足有关。而科学实验显示，喝水能增加血容量，增加脑部供血，改善脑部缺氧状况，显著缓解因脑部缺血而引起的头晕，从而防止眩晕的发生。所以，献血者在献血前应适量饮水。

（十五）喝适合自己身体状况的水

由于每个人的体质状况不尽相同，加上不同质的水其特性不同。所以，只有喝符合自己当前身体状况的水，才能发挥水的功效。

1. 中暑时应喝运动饮料

中暑导致缺水症状时，不能因为需要补充水就喝纯净水。因为纯净水会使细胞膨胀，使缺水症状更严重。

当发生缺水症状时，人体内的细胞内液浓度变高，如果加入完全不含有盐分的纯净水，细胞内液和外液的浓度差就会进一步增大，使细胞外液一下子流到细胞内，结果导致细胞壁濒临破裂。因此，发生这种情况时，必须喝运动饮料等含有电解质的水。

2. 老年人比较适合喝含钙丰富的硬水

一般来说，年纪大的人摄取钙质的量比较少，而且肠道的吸收能力也比较差，因此血液中的钙含量都容易发生不足的现象。身体为了消除血液中含钙量不足的问题，就会动用骨骼中的钙质。这也是老年人容易发生骨质疏松症的原因，因此老年人必须多喝含钙量丰富的硬水。饮用硬水，就可以使血液中的钙含量充足，不需要从骨骼中释放出钙质加以补充。

3. 肾脏功能不佳者宜喝软水

如果喝含钙量丰富的水，即硬水，就会对肾脏造成很大的负担，所以要喝软水，即含钙量较低的水。

4. 容易疲劳的人宜喝碱度高的水

随时处于疲劳状态的人，可以喝 pH 值较高，即碱度较高的水。因为人体疲劳时体液会呈现酸性，只要喝碱度高的水，就可以使身体恢复体液碱性环境。

5. 运动后和身体无力者可喝碳酸饮料

可以喝含有二氧化碳、口感清爽的碳酸饮料；当身体虚冷或水肿时，也可以喝碳酸饮料。碳酸饮料中含有的碳酸可以中和称为乳酸的疲劳物质，预防乳酸对人体造成的危害。也就是说碳酸饮料有助于改善疲劳。同时，碳酸水也具有改善虚冷的效果。

喝碳酸饮料时，可以增加血液中的二氧化碳浓度，促使人体为增加氧气浓度而加快末梢的血液循环。

6. 胃酸过多时应喝碳酸饮料

当胃肠状态不同时，适合身体的水也不同。胃酸过多时，胃偏酸性，为了加以中和，就应喝碱度较高的水。

由此可知，在这个世界上绝对不存在适合每一个人的万能水，所以每个人都要谨慎地对待喝进嘴里的水，只有在充分把握自己健康状态和水的特性的基础上，选择适合自己身体状态的水，才能获得理想的饮用效果。

(十六)乘坐飞机时要多喝水

飞机在高空飞行时，机舱内空气干燥，湿度小。研究数据显示，最适宜人体的空气相对湿度为60%～70%，而飞机舱室内的空气湿度只有15%～20%，人体通过皮肤和呼吸就可以丧失1 000～1 500毫升水。如果乘坐飞机的时间在两小时以内，失水不会太多，但如果乘坐飞机的时间在两个小时以上，尤其是超过六个小时，人体失水量就较大，就应及时补水。

另外，在飞机上所供应的饮食含有丰富的蛋白质、脂肪和盐，这些物质在消化和代谢过程中要消耗大量水分，如1 000卡的能量需要1 000～1 500毫升的水才能代谢出去，因此应多喝水。

经常乘坐飞机的人都知道，飞机升空后，空中小姐会把各种果汁、咖啡、矿泉水、茶水等饮品送到每位乘客面前，供乘客享用。面对如此多种饮料，应怎样补水呢？

喝太多的咖啡会使人的状态出现过度兴奋，并导致失眠、焦虑，加重缺水造成的疲劳，使人更加疲惫不堪；而茶水有利尿的作用，喝多了反而会缺水，把体内各种营养物质“冲”走；就果汁而言，多数是经过加工处理的，其维生素和无机盐的含量非常有限，而且会含有糖、色素和防腐剂，喝多了同样不利于体内缺水的状态，而且其中的防腐剂“山梨酸钾”可能还会引起慢性哮喘病人病症的复发，因此只能少喝。另外，喝碳酸饮料不但不能补水，而且还会缺水，因其中同样会有大量的色素、添加剂、防腐剂等物质，在体内代谢时反而需大量的水分，而且可乐等饮料有咖啡因，有利尿的作用，会促进水分的排出。所以，乘坐飞机时补水，最好喝矿泉水或凉开水，因为这两种水中含有天然的钾、钠、铁、镁等多种无机盐，吸收后能及时补充人体因缺水而导致的电解质紊乱。

（十七）长期卧床病人应多喝水

许多长期卧床的病人因害怕给家人增添麻烦，故尽量减少饮水量，从而达到减少小便次数的目的。殊不知，小便次数是减少了，可长时间如此，就会增加尿路结石的新烦恼。

尿路结石与久卧在床、饮水量少大有关系。当病人长期卧床时，尿流不如站立时畅通，而从尿中排出的废物也会减少。如果饮水太少，尿液随之减少，废物的浓度随之就会增高，从而容易形成微小结石。尿流不畅还容易诱发尿路感染，尿液中的细菌也可促使结石形成。另外，长期卧床，饮水量少，肠蠕动慢，也是便秘的诱因之一。所以，长期卧床的病人只要病情允许，就应多饮水，以增加尿量，从而排出体内的废物。

（十八）孕妇要多饮水

人类的孕期大约为 280 天。孕妇在妊娠期间需要大量的营养素用于母体和胎儿的生长和代谢，以及胎儿的储备。因此，妊娠期间应适当多喝水。

但是在整个怀孕期，孕妇应当少喝饮料，特别是少喝含酒精的饮料，而要多喝水。妊娠期间大量饮用含酒精的饮料有导致胎儿畸形的危险，其结果就是患有胎儿酒精综合征。受这种影响的婴儿，其典型的特征为生长迟缓，大脑体积特别小，有多动症，数学计算能力和逻辑思维能力较弱，而且还伴有面部缺陷及中枢神经、心脏和泌尿生殖系统的畸形。10％的每周饮酒量为 27～144 毫升的妇女和 30％～40％的每周饮酒量大于 144 毫升的妇女所生育的胎儿会发生酒精综合征。

（十九）在空调房间逗留时间较长时要多喝水

在有空调的环境里，空气的相对湿度较低，时间长了人体很容易缺水，尤其含水量多的脑细胞更容易缺水。一旦脑细胞缺水，人就容易疲劳，思想不集中，记忆力下降，工作效率低。因此在高温季节，办公室的空调长时间开放，室内人员一定要养成多喝水、主动喝水的习惯。

(二十)男人比女人更应该注意喝水

从对水的需求来说，男人比女人更需要补水。其原因主要有：

1. 女性皮下组织的神经末梢比男性多15%，所以男性口渴的感觉比女性要迟钝，因此更应该养成主动饮水的习惯。

2. 男性的汗腺数量是女性的1.5倍，所以男性比女性更容易出汗。男性体内的含水量也高于女性，因此男性比女性更需要多喝水。

3. 女性的脂肪比男性多15%左右，男性的肌肉比女性多20%左右，因此在相同的体重下，男性和女性体内的水分含量不同，女性较男性少。

4. 女性脑部重量比男性轻12%，但脑内供水速度却快0.3倍。

专家认为：对于男人来说，主动喝水是一件非常重要并刻不容缓的事情。

(二十一)帕金森病患者应多喝水

帕金森病是一种神经细胞退行性疾病，病人对营养和水分的消耗都较大，如果不能及时补充将会加剧病情的发展。为此，医学专家认为，帕金森病人应该多喝水，最理想的饮料是富含无机盐和微量元素的矿泉水、咖啡和茶水。

据悉，美国研究人员曾经对8 000余名男子进行了为期30年的跟踪调查。调查发现，不喝咖啡的人患帕金森病的危险性要比每天喝5杯以上咖啡的人高出5倍。帕金森病患者多喝茶水将有利于缓解病情：第一，茶水可以刺激帕金森病患者的皮质和脑神经，提高神经元的活跃程度，降低患病的危险；第二，茶水中的多酚类对神经细胞可以提供很强的保护作用；第三，茶水中所含的茶碱对降低血脂和血液黏稠度有很大好处。血液黏稠度高将会降低血液流动速度，导致脑部营养供应跟不上，从而加速中脑部位黑质神经元的凋亡，引发帕金森病的患病危险。

（二十二）预防动脉硬化要多喝水

当血液中的胆固醇和中性脂肪偏高时，就容易发生动脉硬化。多喝水可以使血液中的胆固醇和中性脂肪顺利分解。这种时候喝含有丰富钙和镁的碱性水的效果最理想，尤其是镁，发挥着十分重要的作用。

当血液循环不佳、血液变浓稠时，红细胞就会黏在一起，这样会产生涡流，使得血液循环更不好，最后会伤害血管，因此需要摄取充足的水分。

患高血压病的人或是糖尿病患者都容易发生动脉硬化。为了将血液中过多的钠和糖排出体外，也要主动多喝水。动脉硬化的人，喝弱碱性的小分子团水的效果最理想。

(二十三)胃酸过多、消化不良应多喝水

胃酸过多和患有胃溃疡的人，胃里比较偏酸性，因此可以喝弱碱性的小分子团水加以中和。同时，在吃饭时要充分咀嚼。如果咀嚼不充分，导致唾液中的淀粉酶无法充分发挥作用，胃酸就无法好好运作，使得营养素无法被完全吸收，这就是消化不良。如果长期持续这种状态，就会演变为慢性腹泻。

弱碱性的小分子团水对慢性腹泻也很有效。持续腹泻会导致体内电解质大量流失，为了补充这些电解质，需要饮用运动饮料，也可以和弱碱性小分子团水交替饮用。

(二十四)肾病患者不宜多喝水

有慢性肾功能不全、肾病患者不宜多喝水。慢性肾功能不全或肾功能衰竭病人，由于肾功能逐渐丧失，无法排泄水分及盐分；肾病患者因蛋白质随尿液大量流失，降低了血渗透压，如果过量喝水，就会使水肿更加严重。

(二十五)心脏功能衰竭的病人不宜多喝水

心脏衰竭的病人会因肾脏血流与灌注功能不正常，无法使身体内水分顺利排出，容易产生全身水肿。如果多饮水会增加心脏负担，甚至诱发低钠血症，出现恶心、呕吐、全身抽搐、昏迷等危险情况。

六、什么时候少饮水(茶)或不饮水

(一)吃完葡萄后千万别喝水

吃葡萄后不能立刻喝水,否则不到一刻钟就会腹泻。因为,葡萄有通便润肠的功效,吃完葡萄立即饮水,胃还来不及消化吸收,水就将胃液冲淡了,葡萄与水、胃酸急剧氧化、发酵,加速了肠道的蠕动,就产生了腹泻。不过,这种蠕动不是细菌引起的,泻完后会不治而愈。

(二)吃完荤食后不能立即饮茶

有些人吃完肉、鱼等高蛋白、高脂肪的荤食后,为去油腻,习惯饭后立即喝茶,其实这种做法是不健康的。因为茶叶中含有大量鞣酸,它能与蛋白质合成具有收敛性的鞣酸蛋白,使肠蠕动减慢,造成便秘。这样就增加了有毒物质和致癌物质停留在身体内的时间,增加了有毒物质对肝脏的毒害作用,从而引起脂肪肝。

(三)饭后一杯茶不利于人体健康

饭后马上喝茶会冲淡消化液,从而影响胃对食物的消化。另外,茶叶中含有大量的单宁酸,饭后马上喝茶,就会使胃中还没有消化的蛋白质同单宁酸结合成一种不易消化的凝固物质，而影响肠道对蛋白质的消化与吸收。茶叶中还含有较多的鞣酸，饭后马上喝茶，鞣酸会与蛋白质结合生成鞣酸蛋白，影响人体对食物中微量元素的吸收与利用。更重要的是，由于茶叶妨碍了机体对铁元素的吸收，长此以往会埋下缺铁性贫血的隐患。研究发现，人在进食后一小时左右再喝茶，则没有了干扰消化吸收的弊端。

（四）吃饭时最好少喝水

吃饭时最好少喝水。当食物在口腔中经咀嚼，唾液酶即开始对食物产生水解作用。唾液是腮腺、颌下腺、舌下腺的分泌物，含有淀粉酶，能将淀粉分解为麦芽糖和葡萄糖，供人体吸收。若吃饭时喝水，由于水的参与和作用，就会冲淡唾液、胃液等消化液，降低了酶的消化作用，直接影响了小肠对营养物质的吸收。

长期在吃饭时喝水会使身体各种消化液的分泌逐渐减少，甚至停止。消化系统的削弱、退化使蛋白质等营养物质不易被人体吸收，容易造成消化不良等胃肠疾病。

（五）饭后不宜马上饮水

饭后马上饮水会稀释胃液，使胃中的食物没有来得及消化就进入小肠，削弱了胃液的消化能力，容易引发胃肠道疾病。如果饭后喝的是汽水，对身体就更为不利了，汽水产生的二氧化碳容易增加胃内压，导致急性胃扩张。

另外，饭后立刻喝水，会冲走大部分的酶，降低它们的作用。因此，胖子更不宜大吃大喝后立刻饮水，这是因为被水稀释的食物很快会离开胃，结果刚用完餐又有了饥饿感。

饮用水、果汁和其他饮料最好是饭前15～40分钟，这是因为液体被喝下去后10分钟离开胃而进入小肠，立刻被小肠黏膜吸收进入血液里。

(六)运动后喝水有讲究

要记住：运动后休息半小时左右，应补充水。但要注意：

1. 刺激性饮料要少喝

对于一般少量汗水流失，体内储存的电解质会自动地释放到血液中维持电解质的恒定，所以一般短时间运动或流汗后只需补充水即可，但应避免饮用茶水等刺激性饮料。

2. 喝含氧饮料可以保护消化系统

含氧饮料更多的是让溶于水的氧气从食管进入胃部，人体的温度并加上胃的蠕动释放了氧气，胃肠的蠕动频率增加，这样可使胃、肝、肠等消化系统器官的功能得到改善，并且有消除疲劳等有益的作用。

3. 运动饮料和果汁可以补充水分

根据运动后消化吸收能力下降这一特点，可以选择容易消化吸收且营养丰富的饮料进行补充，如运动时出汗过多，可以及时补充一些运动饮料，以保持体内水的平衡状态。另外，一般的水果、果汁对于运动后的体力恢复及维持电解质的水平也很有帮助。

（七）吃狗肉后忌喝茶水

狗肉不但肉嫩味香，营养丰富，而且产热能大，增温御寒能力较强。因此，一些体质虚弱和患有关节炎等病的人，在寒冬季节多吃些狗肉是大有好处的。但是，吃狗肉后不要喝茶水，以免给身体造成不利影响。

狗肉中含有丰富的蛋白质，而茶叶中含有比较多的鞣酸，如吃完狗肉后马上喝茶水，会使茶叶中的鞣酸与狗肉中的蛋白质结合，生成一种叫鞣酸蛋白的物质。这种物质具有一定的收敛作用，可使肠蠕动减弱，大便里的水分减少，大便中的有毒物质和致癌物质，就会在肠内停留时间过长而极易被人体吸收。所以，吃完狗肉后不宜立即饮茶。

（八）喝完牛奶别忘喝杯水

牛奶是备受人们青睐的保健饮品，每次喝完牛奶后，人们常会觉得喉咙干干的。其实，这是因为大家忽略了最后一道“工序”，即喝一小杯水。

奶类制品中含有某种酵素，会让喉咙黏膜变得干燥，导致喉咙产生不适感；干燥的口腔还为厌氧菌提供了生存环境，细菌会分解奶制品中的蛋白质，产生含有硫化物臭味的气体，导致口臭等现象出现；此外，残留的细菌还会破坏口腔内的酸碱平衡，生成牙菌斑，导致蛀牙、牙龈炎等一系列口腔问题，尤其对喜欢睡前喝牛奶的人，造成的危害更大。

其实，喝完牛奶后马上喝一小杯20℃～45℃温水就能避免上述问题。清水可以清除口腔内残余的牛奶，起到清洁口腔、保护牙齿的作用。不过要注意的是，喝水不宜过多，否则会冲淡胃液，影响牛奶的消化吸收。

（九）服抗溃疡药应少喝水

有些药物因其特殊的起效方式，服药时不仅不能多喝水，甚至是不喝水，否则会降低药效，失去其治疗作用。比如，某些治疗胃溃疡的药物——硫糖铝和氢氧化铝凝胶。

北京天坛医院药剂科主任药师王绍蓉解释说，这类药物多被制成混悬剂，进入胃中会变成无数不溶解的细小颗粒，像粉末一样盖在受损的胃黏膜上，这样胃黏膜才能免于胃酸侵蚀，慢慢长出新的组织把溃疡面填平，恢复其原有功能。

服用这类药物时，如果喝很多水会稀释药物，使覆盖在受损胃黏膜的药物颗粒减少，保护膜变薄，失去治疗作用。因此，服这类胃药半小时内不要喝水，以免冲淡药物形成的保护膜。

服用治疗胃溃疡的药物，只需用水把药片送服进去即可，不能再多喝水。有的胃药甚至只需直接嚼碎吞服，无须喝水，患者用药前要看清说明书标注的使用方法。

与此相同服用方法的还有止咳类药物，如止咳糖浆、甘草合剂等。如果喝过多水，会把咽部药物的有效成分冲掉，使局部药物浓度降低。吃这些药时，如果想喝水，应在服药半小时后，等保护膜稳定或达到药物作用时间，再适量喝水。

第四章　季节变化与饮水

自然界一切生物都与一年四季气候变化息息相关，人也不例外。人体的五脏六腑、四肢九窍、皮肉筋骨等组织的功能活动，无不受一年四季气候变化的影响。明代医学家张景岳说："春应肝而养生，夏应心而养长，长夏应脾而养化，秋应肺而养顺，冬应肾而养藏。"说明人体五脏的生理活动必须适应四季阴阳的变化，才能与外界保持协调平衡。这与现代科学认为的"生命产生的条件，正是天地间的物质与能量相互作用的结果"的看法是基本一致的。人类需要摄取食物和水，呼吸空气，与大自然进行物质交换，才能维持正常的新陈代谢活动，以延续生命。

这就明确告诉人们，人体的养生保健必须顺应一年四季的气候变化；而饮水又是饮食养生很重要的内容。实际上，饮食养生也是在讲究"平衡"，即主食与副食的平衡；酸性食物与碱性食物的平衡；荤菜与素菜的平衡；饥饿与饮食的平衡；粗粮与细粮的平衡；干预稀的平衡；水分的摄入与排出的平衡等等。所以，应根据四季不同的气候变化，结合养生，适时补水。

一、春日养肝多饮水

在一年四季中，春应于肝、夏应于心、长夏应于脾、秋应于肺、冬应于肾。人与大自然是相应的，是一个整体。所以，春天养生肝为先。

(一)早春养肝护肝要多饮水

春应肝，肝在五行属木，木在春天萌发枝叶。因此，护肝的最佳季节是春天，尤其是早春食补可以养肝兼顾益脾和胃。

早春寒冷干燥易缺水，所以要多喝水补体液，促进新陈代谢，有利于排除废物，能够减少代谢物和毒物对肝脏的损害。其次要少饮酒，初春时寒气较盛，少量饮酒有利于通经、活血和肝脏阳气升发，但不能过量。要饮食平衡，食物中的蛋白质、糖类、脂肪、维生素、无机盐等要保持相应的比例，尽量少吃辛辣刺激食物，多吃新鲜蔬菜、水果。

(二)春季多饮水保持机体水分

春季是锻炼的最佳季节。春天阳光明媚，万物生机盎然，给人们提供了最好的环境和最佳的心情。《黄帝内经》中说："夜卧早起，广步于庭，披发缓行，以使志生。"中老年人应特别珍惜春季的大好时光，在注意保暖的同时，尽量多到室外活动，吸收大自然的活力。通过体育锻炼如打太极拳、慢跑、散步、爬山等，使人体各组织器官适应春天的生发之气，得到最大限度的充实。

但是春练要注意四点，即循序渐进，因人制宜；选择合适的运动项目，长期坚持；注意防寒保暖；多饮水保持机体水分。春季气候干燥，运动后易出汗，所以锻炼时应及时补充水分。

(三)春季清心火多饮水

在春季，往往会因为郁积的内热病邪引起中老年人上“火”，这种“火”有肺火、胃火、肝火和心火之分。因此，春天中老年人一定要注意去火，及时清除体内的热邪，使身体处于良好状态，同时也为健康度过炎热的夏天做好准备。

春季中老年人易患的这四种“火”中的心火旺盛，会出现心烦失眠、口舌生疮甚至糜烂，小便黄赤，灼热疼痛的症状。清除心火，首先要睡好子午觉，每天保证在子时(23～1 点)以前睡觉，午时(11～13 点)睡觉 1 小时。其次，每天喝足水，清晨起床后喝 500 毫升，早上到午餐前喝 800 毫升，睡前一小时喝 300 毫升，晚间起夜再喝 300 毫升。喝足水能促使人体细胞新陈代谢，使内热从出汗、尿液等途径排出。排尿畅通不仅去除心火，而且有助于肾脏的正常代谢功能，使废物及时排出体外。

二、夏季养生水为先

夏季养生，水也是人体内不可缺少的健身益寿之物。传统的养生方法十分推崇饮用凉开水。实验结果也表明，一杯普通的水烧开后，盖上盖子冷却到室温，这种冷开水在其被烧开后冷却过程中，氯气比一般自然水减少了 1/2，水的表面张力、密度、黏滞度、电导率等理化特性都发生了改变，很近似生物磁性细胞的水，因此容易透过细胞而具有奇妙的生物活性。日本医学家曾经对460名65岁以上老人做过调查，五年内坚持每天清晨喝一杯凉开水的人中，有80%的老年人面色红润，精神饱满，牙齿不掉，每日能步行10公里，在这些人中也从来没得过大病。由此看来，水对人体之重要是千真万确的。

(一)夏天主动饮水习惯好

老年人由于脏器功能减退，体液比中青年人要少15%左右，因此老年人的热平衡与抗热能力较差。如不经常、及时补充水分，很容易出现生理性缺水及血液浓度增高，影响血液正常循环，诱发高血压、脑血栓、心肌梗死等严重病症，因此老年人应经常主动饮水，不要等到口渴才饮水。

每当盛夏时节，天气逐渐炎热，特别是酷暑连日，气温高，空气中的湿度大，使人有一种闷热感觉，出汗多，失水量大，急需补充水分。虽然市场上饮料的种类很多，但盛夏季节还是应选凉开水最佳。

高温天气里，出汗是调节人体温度的主要途径，而大量的出汗必然需要大量的补充水。饮凉开水很容易被人体吸收，可以满足迅速补充水的要求。

同时还需要引起人们注意的是，喝凉开水应以新鲜为好，长时间暴露在空气中的凉开水，生理活性将大为降低，况且空气中的粉尘也会坠落到水中，漂浮在空气中的病原微生物也会在水中孳生、繁殖，甚至引起胃肠功能紊乱，导致肠道炎症的发生。

(二)夏天猛喝暴饮坏处多

一些老年人在体育锻炼、家务劳动后,喜欢大量猛喝开水或其他饮料,这种“急偿式”的饮水习惯会突然加重心脏负担,使血液浓度骤然下降,导致心跳过快、心慌、头晕,心脏病患者更易发生危险,猛喝暴饮还会突然冲淡胃液、损伤胃黏膜,影响食欲及消化功能。同时,补水速度过快,水分一时难以被机体组织正常吸收,既不能有效地解渴,还会引起大量出汗,导致心律、血压失常。

(三)夏天盐水茶水最解渴

夏天大量出汗带走体内盐、维生素及钾、镁等微量元素。如果只喝白开水,进入人体内的水分不仅难以正常的进入血液,留存于细胞内,并且极易经汗腺及膀胱而迅速排出体外,不但难以解除渴感,反而会出现心悸、头晕等不适反应。如果在饮用的开水中加入少量的食盐,500 毫升水约 1 克盐,便可使机体保持水分达到止渴的效果。盛夏饮茶,既可补充水分及流失的维生素等人体必需的物质,又能生津止渴、提神醒脑、增强食欲,并有排毒、灭菌等效果。

(四)夏天多饮水易排出体内结石

1. 夏天"喝"掉胆结石

夏天是胆结石的高发期，特别是中老年人，随着天气越来越热，胆结石的患病率大幅增加。专家提醒，夏季易使体内水分大量流失，是诱发结石病的重要因素，预防胆结石要从"喝"入手。

掌握科学饮水的方法，不仅可稀释胆汁防止形成结石，而且还有助于将早期的微小结石冲刷入肠内而排泄。中老年人夏季每天应保持饮水 1 500 毫升(即 7～8 杯)，以白开水为主，也可喝一些米汤、稀粥、藕粉、豆浆、杏仁茶等清淡的饮料，以促进胆汁分泌和顺利排泄。

一般情况下，宜少量多次饮水。早晨空腹缓慢喝下 500 毫升的白开水，睡前及半夜起夜时饮 200 毫升左右。此外，每天上午 10 点左右、下午 3～4 点都要饮用 300～400 毫升的白开水，在出汗较多、运动或洗澡后必须注意及时补充水分。

简易自我判断是否还有胆结石的方法[*]：当出现肝区或上腹钝痛、腹胀、胃灼热等类似"消化不良"或"慢性胃炎"症状时，左侧卧 10～20 分钟，如果感到口苦，这可判断为胆囊有问题；如再加上肝区(右下肋部)不适，就要高度怀疑有胆结石。

---

* 引自 2007 年 5 月 22 日《医学养生保健报》。

2. 夏天多喝水预防肾结石

美国密歇根大学泌尿学副教授加里·费贝尔于2007年6月30日说，人体内缺少水分就容易患肾结石。预防肾结石最佳途径就是全天保持饮水。费贝尔建议人们每天喝6～8杯水，并希望人们保持每天不间断喝水直到晚上。这种做法需要全年坚持，而在夏天尤其重要。

（五）夏天多喝水避免尿路感染

尿路感染可能出现的症状有尿急，尿频，排尿困难、疼痛及灼热感，小腹不适，腰部疼痛，发热及畏寒等。若怀疑尿路感染时，可视病情做尿液分析、尿液细菌培养、X线、B超等检查。治疗方面可以口服抗生素或注射抗生素，不过预防重于治疗，故需注意：

首先要充分饮水，特别是在夏天，维持每天喝3000毫升以上的水，使得至少每3～4小时排空膀胱一次；其次避免摄入刺激性食物，以及饮酒或喝咖啡；还要多摄入含维生素C的水果，如橘子、柠檬、梅子汁等保持尿液酸性化；勿憋尿，按医嘱服药；糖尿病、尿路结石、前列腺肥大患者容易导致尿路感染，应接受适当治疗。

（六）夏天防暑关键是多喝水

医生介绍说，患有高血压病的人即使一直服药控制，但到夏天天气热觉得心情烦躁，没什么胃口，觉也睡不好，一量血压升高很多，这在高温天气是十分常见的现象。原因是由于天热人体大量出汗，血液浓度加大、黏稠，导致本已狭窄的动脉血管更加缺血，容易引起血管破裂；另外，高温环境里人容易产生激动、紧张情绪，精神长期处于应激状态，使体内激素分泌增多，致使血压突然升高。再就是由于炎热天气，人体不能适应“热”而会产生口干、头晕、流冷汗甚至晕倒等中暑症状。

专家指出，夏天防暑的关键是要多喝水，及时补充身体流失的水分；除多喝水外，还要防暴晒，一定要避开热源。在户外活动，要打伞或戴帽子，不要在太阳长时间暴晒。晚上睡觉最好在床头摆杯凉开水，以便随时饮用。

夏季一般一天补充 7～8 杯水（1 500 毫升）。补充水分要注意三点：一是除了早晨和临睡前喝一杯水外，饮水最好分多次，慢慢地喝，不要暴饮；另外，喝水要及时，不要等口渴了才喝水；再就是中医称“白开水是百药之王”。从营养学观点看，任何含糖饮料都不如白开水的价值大，因为纯净的白开水进入人体后能很快被胃吸收，进入血液循环发挥新陈代谢的功能，同时调节体温、清洁人体内环境。选择沸腾后自然冷却的新鲜凉开水，因其具有特异的生物活性，容易透过细胞膜进入细胞内，很快被吸收利用。

（七）夏天什么时候忌大量饮水

一般情况下，要求在夏天多饮水，以保持体内水分的平衡，以免造成慢性缺水而导致疾病的产生。但在下述时刻又要求不要大量饮水。

1. 中暑后忌大量饮水

中暑是夏天危害人们身体健康的一种常见病、多发病，其症状有轻、重两种，轻型中暑患者伴有头痛、头晕、出汗、恶心，稍加休息，多在几小时内恢复；重型中暑患者易发生肌肉痉挛、抽搐、呼吸困难，进而引起无汗体温升高，如不及时治疗，病情将急剧恶化，并有生命危险。

患者中暑后忌大量饮水，宜采用少量、多次饮水的方法，每次以不超过 200 毫升为宜。因为大量饮水，不仅会冲淡胃液而影响消化功能，还会引起反射性排汗亢进，结果体内水分和盐分进一步大量流失，严重时可促使热痉挛发生。

2. 运动后忌大量饮水

在夏天高温环境下进行运动，虽然要求做到适时、适量、适地，但由于天气炎热，仍会使人体大量出汗而感到口渴，需要饮水。这时合理地补充水分和盐分是很重要的。但不要大量喝水，运动后机体器官需要休息，大量喝水会给消化系统、血液循环系统，特别是心脏增加沉重的负担。同时，大量喝水后出汗更多，会使体内丧失更多的盐分，容易引起痉挛等现象。一般应根据需要，遵循少量多次的原则，水温以8℃～13℃为宜。

运动后不宜立即摄入冰冻饮料。因为冰冻饮料温度太低，容易刺激胃肠，刺激过强容易损伤其功能，轻者会使食欲减退，重者会发生胃肠疾病。

(八)夏天心脏病患者多饮水防中暑

每年夏季,特别是在气温超过33℃、空气湿度增大的闷热天气,心脑血管病患者发生猝死的就会增多。这是因为心脑血管功能对气温变化最为敏感,气温骤然升高或降低都会诱发心绞痛、心肌梗死。因此,冠心病患者在炎热的夏季,要特别注意给心脏消暑。

专家建议:在夏天,心脏病患者应在晨起空腹饮水500毫升,每日要饮2000毫升水。即使不渴也要喝,以利稀释血液,降低血栓形成的危险。老年人的体温调节中枢不敏感,当气温超过37℃时可能仍然不感觉很热,但事实上已经中暑。因此,患有心脑血管等慢性疾病的老年人应少到户外活动。

(九)夏天多饮水防脑卒中

夏天,气温升高至32℃以上,相对湿度达到70%以上时,人体主要靠蒸发汗液来散热,每人每天大约排出1000毫升或更多的汗水。出汗多了,水分会大量丧失,如不能及时补充,容易出现缺水。人体缺水时,血液总量会减少,变得黏稠,流动不畅。这样一方面会引起血压升高,另一方面血流缓慢容易形成微小血栓。微小血栓堵塞脑血管,就会引起"缺血性脑卒中"。

气温越高,脑卒中的危险性就越大。这种夏天发生的脑卒中,有人称之为"热中风"。病人可突然出现眼皮下垂,手、脚酸麻无力，或感到针刺样疼痛，或出现持续头痛、眩晕、恶心、肢体麻木等症状。这种“小中风”通常持续15～30分钟，可反复多次发作，时间由短逐渐延长。

在夏季，预防脑卒中的办法之一是适当多饮水，以稀释血液，可于早、中、晚各饮一杯凉开水，即使不渴也要喝水。

（十）夏天中暑后应少量多次饮水

“冷在三九，热在三伏”，夏至后的三伏天是一年中天气最热的时期，也是中暑的高发季节。在这样的炎热季节，婴幼儿、老年人、产妇、心血管系统疾病患者、中度和重度烧伤病人、糖尿病患者、营养不良者、感染性疾病患者、一些药物服用者和在高温或露天作业的十类人员容易中暑。一旦中暑后，人体非常虚弱，在恢复过程中可吃较为清淡、容易消化的饮食，补充必要的水分和盐分。但切忌狂饮，而应少量多次饮水，每次最多不能超过300毫升。因为大量饮水，不仅会冲淡胃液而影响消化功能，还会引起反射性排汗亢进，结果体内水分和盐分进一步大量流失，严重时可促使热痉挛发生。

（十一）夏季补水预防干眼症

炎热夏季，游泳和吹空调都是最常用的避暑手段。可是不当的降温方法也会给健康带来麻烦，干眼症就是其中的一种。所以在享受凉意时也要注意用眼卫生。

眼睛里的泪液对人体来说十分重要，它不仅有消毒杀菌作用，而且还可以润滑眼球，为眼角膜提供水分。如果泪液分泌太少，角膜上皮就有可能角化，导致眼睛表面出现微小伤痕，就会视物不清，眼睛干涩，有灼痛感、眼酸、眼痒、怕光和视力减退。长时间面对电脑、处于空调房间里、游泳不戴泳镜而造成的水分缺失都会导致眼睛干涩。预防干眼症，首先是要及时补水，在干燥的空调环境里最好能适当使用加湿器。多吃蔬菜、水果，弥补身体水分的散失。保证正常的生活作息，保持充足睡眠，不熬夜。使用电脑时要定时休息，建议每隔 50 分钟，休息 10 分钟，注意眨眼次数及幅度。

三、秋季养肺抗燥多喝水

（一）秋季补水养肺

秋季天气干燥，易伤人阴津，使皮肤黏膜水分加速蒸发，出现皮肤干涩、鼻燥、唇干、头痛、咽痛、干咳、手足心热、大便干结等现象，这便是人们常说的秋燥症。而肺通过鼻孔与外界相通，易被伤害，容易发生肺炎、哮喘等症。历代医家认为，秋季养生，重在养肺，所以要补水养肺。水为生命之本，干燥的秋天使人的皮肤日蒸发的水分在 600 毫升以上，所以补水是秋季养肺的重要措施之一。一个成年人，每天对水的生理需要量最低限度为 1 500 毫升，而秋天就为 2 000 毫升，这样才能保证肺和呼吸道的润滑。

秋天补水养肺有两种方法：一是直接合理饮水，即多次少量，每天最好在清晨锻炼前和晚上睡觉前各饮300毫升，白天两餐之间各饮水800毫升，若活动量大、出汗多，应增加饮水量，这样可使肺腑安度金秋；二是为保持肺脏与呼吸道的正常湿润度，也可直接从呼吸道“摄入”水分。方法很简单：将热水倒入杯子里，用鼻子对准杯子吸入，每次10分钟左右，早晚各1次即可。另外，还要强化洗澡措施，因为皮毛为肺的屏障，秋燥最易伤皮，进而伤肺。

（二）秋季补水抗燥

燥是秋季的主气。夏季久晴不雨，人们较长时期受酷暑炎热煎熬，空气中缺乏水分。秋季燥邪，耗伤人体津液，造成阴津亏虚。秋季出现的皮肤干涩、皲裂甚至毛发不荣，都和秋燥有关。

秋燥症重在预防。适当补水是行之有效的举措，每天早起后和临睡前饮温开水300毫升，两餐之间再饮温开水800毫升，不吃冷饮。还须经常洗浴，可使气血通畅，洗浴时用中性肥皂，不用碱性肥皂。水温不可过热，一般在25℃左右。

另外，秋天发“燥”，就会感到口干舌燥，嘴唇总是干干的，口感乏味，尤其是说话多了，更容易嗓音嘶哑，感觉喉咙里像着火一般。古人曰：“木之为舟，无水不行；治燥之法，以润为贵。”所以，保住津液是防燥的根本措施。这就要求不应说话太多，尤其不要口若悬河；同时不要随意吐弃唾液。再就是，到户外活动时，要随身带水，频饮润喉，这样能提高全身，尤其是呼吸道的防燥抗病能力。

(三)初秋补水防脑卒中

秋天气温、气压变化大,从而引发老年人心脑血管疾病患病率大幅上升。特别是患有高血压、动脉硬化的中老年人,初秋一定要当心脑卒中。

初秋为预防脑卒中发生,患有高血压、动脉硬化的中老年人早晚一定要喝好“救命水”。经过一夜睡眠、出汗和排尿后,人体水分减少,血液黏稠度会升高。所以夜晚入睡前及早晨起床后,应喝下约 300 毫升白开水,可降低血液黏稠度,有效预防脑卒中。

(四)晚秋补水防心肌梗死

晚秋季节,心肌梗死患病率较高。专家指出,秋冬之交约在 11 月,为心肌梗死的高峰期。高血压病人此时血压往往要增高 20 毫米汞柱左右,易造成冠状动脉循环的障碍。这时,切忌饮食过饱,晚餐以七分饱为宜,晨起喝一杯白开水,以冲淡血液。日间,除正常饮水外,多喝淡茶,坚持每天喝两三杯茶水,对心脏有保护作用。

四、冬季御寒要喝水

(一)秋冬交替心肌梗死高发注意饮水

秋冬交替,气候变得寒冷,使中老年人全身血管急剧收缩，并发生痉挛，血流不畅，导致心脏出现缺血性改变，进而最容易诱发心肌梗死。

对于高血压病人和冠心病患者，为安全过冬，一定要生活有规律，避免过度劳累。另外，饮食要清淡，防止进食过饱，晚餐以七分饱为宜，同时要注意饮水，尤其晨起喝杯白开水，以冲淡血液；日间多喝淡茶，临睡前喝杯水，晚间起夜不忘喝杯水。

心血管病专家介绍，提高机体防寒能力的饮食原则是高蛋白、高热量及充足的水分。充足的水分能保证机体有良好的周围循环，不易发生冻伤。身体是否缺水，可看早晨尿的颜色，如果呈黄颜色，就意味着身体缺水，如果颜色很淡，说明身体正常。也可测排尿量，如每天排尿量在 1 500 毫升以上都属正常。

(二)冬季天寒保护前列腺要多喝水

男性前列腺疾病已成为威胁男性健康的常见因素。大量临床实践表明，寒冷天气对男性前列腺有着很大的不良影响。

寒冷可以使交感神经兴奋性增强，使前列腺发生腺体收缩、腺管和血管扩张，造成慢性充血，导致尿道内压增加而引起逆流，前列腺液淤积，引起尿频、尿痛、会阴部疼痛等症状；寒冷还可以使人体的免疫功能受到一定程度的削弱，从而使前列腺疾病患病率增加。

男性前列腺的常见病是前列腺肥大，或者叫前列腺增生。这种疾病对男性中老年人危害极大。晚上尿频是这种疾病的主要信号，同时表现为尿急、排尿无力、尿射程近、尿线变细、排尿不尽，严重者可发生癃闭，即小便突然解不出来。

专家指出，呵护前列腺要避免久坐；做好局部保暖；尽量少“沾”烟酒和辣椒；更为重要的是每天必须饮水2 000毫升以上。

减少饮水必然会使尿液浓缩，排尿次数减少，而尿液内的有毒物质对前列腺及其他脏器（肾脏、膀胱）的健康很不利。所以，在寒冷的冬天仍然要提倡多饮水、多排尿，每天要饮用2 000毫升以上的白开水或茶水。通过尿液冲洗尿道，有利于前列腺分泌物排出，预防前列腺感染。

（三）冬季中老年人养生要水量足

在一年中最寒冷的季节里讲究养生保健是很重要的。作为中老年人冬季养生有八宜：宜护阴，宜健脚板，宜防犯病，宜水量足，宜调精神，宜空气好，宜粥调养，宜入睡早。

其中的宜水量足，是指冬日虽排汗排尿减少，但大脑与身体各器官的细胞仍需水分滋养，以保证正常的新陈代谢。一般每天补水仍不应少于2 000～3 000毫升。

（四）冬季补水早喝盐水晚喝蜜水

严寒干燥的冬季总是让人觉得干巴巴的，身体里的水分不断地流失，上火、便秘、消化不良一系列的毛病就会找上身来。河北省中医院内科杂症室副主任医师张成运介绍“早喝盐水晚喝蜜”非常适合冬季养生。

盐能入肾，具有养阴、润燥的作用。清晨起床后，空腹喝一杯淡盐水，有利于降火利肾、保持大便通畅、改善胃肠的消化吸收功能。蜂蜜中所含的葡萄糖、维生素及磷钙等物质，能够调节神经系统功能，从而增加食欲、促进睡眠。冬季睡前最好喝温热的槐花蜜水。中医研究认为，槐花蜜水能入肾，不仅养肾养阴，还养元气。

喝盐水时要注意，盐中含有大量的钠，会引起血压升高。因此，盐水的浓度要低，急性肾炎、肝硬化腹水、水肿患者最好以白开水代替，以免加重肾脏和心脏负担。而蜂蜜中含糖量较多，糖尿病患者不宜饮用。

（五）冬天空气干燥多喝水防感冒

每年立冬后，很多地方由于雨水较少和冷空气到来的影响，使得空气越来越干燥，人们就要多喝水，预防感冒的发生。

在北方，冬天的空气湿度一般在40%以下。有关专家说，夏天来自印度洋的海洋季风带来了充足的水汽，而冬天则以西伯利亚吹来的又冷又干的陆风为主。最宜的气温是18℃～20℃，而湿度最好在70%左右。由于冬天湿度降低，加上家中供暖以后空气流通不好，容易造成呼吸道黏膜缺水、干燥，从而诱发感冒等病症。所以要经常开窗，保证空气流通。另外，除了多喝水、多吃水果外，如有条件，还可放置一台加湿器，以增加室内的湿度。

(六)冬天宜喝新鲜的温开水

冬天要喝新鲜开水,但不要太烫,一般25℃～30℃较合适,否则会对胃黏膜造成伤害。冬天水容易凉,很多人会将水反复煮沸加热,导致水中亚硝酸盐浓度增高。常饮这种水,会引起亚硝酸盐中毒;水垢还会引起消化、神经、泌尿和循环系统病变,甚至早衰。冬天不能喝没有完全煮沸的水,如常喝未完全煮沸的水,患上膀胱癌、直肠癌的可能性会增加21%～38%。煮沸后放置24小时的白开水也不适合饮用。

第五章 我国饮用水安全面临的三大挑战

一、饮用水安全已成为全球性问题

(一)全球饮用水安全现状

2005年世界水日之际,联合国环境规划署曾发表报告*,强调世界水危机已严重威胁人类生存,只有有效管理和使用珍贵的水资源,人类才能免遭灭顶之灾。

报告说,滥伐森林导致水土大量流失、河道和水库淤塞、水源短缺和旱灾频繁,并严重破坏了地球的生态系统,使人类付出了巨大代价。同时,环境污染使水质不断下降,严重威胁着人类生存。

统计显示,每年全世界有12亿人因饮用污染水而患上各种疾病,1 500万5岁以下儿童死于不洁水引发的疾病,而每年死于霍乱、痢疾和疟疾等因水污染引发的疾病的人数超过500万。

联合国环境规划署执行主任托普费尔说,水是生命之

* 引自2005年12月第9期“中国健康导刊”。

源，是全球生态系统中最关键的环节，如果人类不能有效管理水资源，不能保证饮水的安全，那么遭殃的将是人类自身。

联合国环境规划署曾于2008年4月发布报告*指出，目前全球有几亿人无法获得安全饮用水，这一问题可能因气候变化和人口增长等原因而加剧。如果世界人口持续增加，到2025年，全球1/3的人口将不得不为获得安全的饮用水而苦恼。

1988年，美国环境保护署(EPA)报告指出，约有20%的城市水被污染，乡村用水不符合卫生标准的比例更高。进入21世纪，在美国的供水中已发现2 110种污染物**，其中2 090种属有机污染物。在这2 110种污染物中，有765种存在于自来水中，其中20种已被确认为致癌物，23种为可疑致癌物，18种为促癌物，56种为致突变物。又如，日本等国的科学家发现，由于江、河、湖等地面水受有机物污染较多，而目前自来水厂大多采用加氯消毒，加氯以后固然能杀灭水中的有关病菌，但一旦氯与水中的有机物结合就会产生各种有机氯化物，如三氯甲烷、四氯化碳及氯化烃类，而这些化合物中有的已证明是致癌的，因此欧美及日本等国都在设法尽量减少水厂净化处理中的用氯量，并积极研究开发一些饮水消毒的新技术，如二氧化氯、臭氧等。

与发达国家相比，发展中国家由于基础设施落后，饮用水安全问题更加令人担忧。联合国教科文组织曾发表消息称，发展中国家约90%的污水和70%的工业废水未经处理

---

* 引自2008年4月15日“健康导报”。

** 引自2000年华东理工大学出版社出版的陆柱等编著的《水处理技术》。

就排入河道，威胁饮用水安全。而世界卫生组织指出，全球88%的疾病应归咎于不安全的饮用水及缺乏相关卫生设施。因饮用水不干净而引发疾病的现象在发展中国家较为普遍。

(二)美国 24 个大城市饮用水含药

2008 年 3 月 9 日，美国媒体公布的一项调查报告显示，美国 24 个大城市的饮用水中含有抗生素和镇静剂、性激素等多种药物成分，目前至少有 4 100 万人在日常生活中饮用这种有安全隐患的水。

1. 最多含 56 种药物

为了调查美国的饮用水质量，美联社调查人员在 5 个月的时间里，走访了美国 50 个大城市，调查了 60 多家供水厂，研究了数百项研究报告，分析了大量饮用水数据，采访了 230 多名政府官员、学术界人士和科学家，最终完成这项调查报告。

这项由美联社完成的调查报告说，美国饮用水的安全问题不容忽视。从西部的加利福尼亚州到东部的新泽西州，美国 24 个大城市及所在地区的饮用水中“富含”药物成分。除了抗生素和镇静剂外，还有性激素、镇痛解热药等多种药物残留。调查人员在费城的饮用水中甚至发现了 56 种药物成分，这是发现最多药物成分的城市。

2. 来自人类排泄物

调查人员认为，饮用水中存在多种药物成分与人们大量服用药物密切相关。各类药物进入人体后多数成分被吸收，但少数成分被排出体外，进入下水道。废水经过处理后进入河流或湖泊，然后其中一部分又经过自来水厂再次净化后变成饮用水，但这一净化过程并不包括清除水中药物成分的工序。此外，美国不少地区的地下水已被药物污染。

美国环保署科学家克里斯蒂安说："人们以为在服药后，身体将药物吸收，然后药物就消失了，其实并非如此。"此外，有证据显示，在水处理过程中添加氯来消毒反而增强了一些药物成分的毒性。

3. 影响人类健康

调查报告指出，尽管这些饮用水中只含有"微量"的药物成分，远低于药品中的药物成分含量，但参与调查的科学家仍担心，长期饮用这类水可能给人体带来危害。

美国制药巨头默克公司环境科技主任玛丽认为，这些检测出来的药物成分毫无疑问会对人体健康及水中生物产生影响。近来的实验室研究发现，少量药物对人体的胚肾细胞、血细胞和乳癌细胞存在影响，导致癌细胞更快扩散，肾脏细胞增长缓慢，血细胞生物活性受到影响。为了尽早找到确切证据，科学家正在加紧这方面的研究。

美联社的调查还发现，美国联邦政府目前还没有颁布对饮用水进行强制药物检测的规定，也没有规定饮用水中的药含量上限。

（三）我国饮用水安全现状

2005 年，时任水利部部长汪恕诚在接受新华社记者专访时强调，目前我国农村有3亿多人饮水不安全，必须加强对城市污染源的监控，把保障饮水安全、维护人民群众的生命健康作为今后一个时期水利工作的首要任务。

保障饮水安全、维护健康生命是人对水的第一需求。

1. 我国饮水安全对人体健康危害的现状

我国目前还有部分地区相当一部分人饮用高氟水、高硝酸盐水、高氯水和高硬度水。据环保部门对全国42个城市的55个地表水水源的检测表明：氨氮超标的占58.5%，亚硝酸氮超标的占23.4%，挥发酚超标的占33.3%，悬浮物超标的占41.9%。对饮用水污染的威胁主要来自于：

(1)水源附近有排放有毒有害废水的工厂，污染了饮用水的水源。

(2)城市粪便、生活用水和生活垃圾侵入水体而影响水源。

(3)水源地开辟为旅游景点后，增加了人为的污染。

(4)大量使用农药、化肥及农村禽畜粪便，对水体的源污染加剧。

饮用水受到污染后将引起肝炎、痢疾、伤寒等传染病。有的地区地下水受污染则是克山病、大骨节病、甲亢等疾病的起因之一。

原水利部部长汪恕诚说："……要清醒地认识到目前我国的饮水安全形势十分严峻，根据全国水资源调查评价，我国一些地区饮水存在水质严重不达标、供水保证率低、水质性地方病等问题，农村有3亿多人饮水不安全，相当一部分城市水源污染严重，威胁到人的生命健康。"

现阶段，每年因饮用水水质问题造成的对人体生命的危害，实际上要高于洪水造成的伤亡。汪恕诚说："饮水不安全导致了近年来比较严重的水性地方病患病率提高。目前，华北、西北、东北和黄淮海平原地区的6 300多万人饮用水含氟量超过生活饮用水卫生标准，造成驼背、骨质疏松、骨变形，甚至瘫痪，丧失劳动能力；近几年，内蒙古、山西、新疆、宁夏和吉林等地新发现200多万人饮用高砷水致病问题，造成皮肤癌和多种内脏器官癌变；北方和东南沿海地区的3 800多万人饮用苦咸水导致胃肠功能紊乱，免疫力低下。此外，还有1.9亿人饮用水有害物质含量超标，1 100多万人饮用水受到血吸虫威胁。"

2. 青岛市14种饮用水不合格

2007年6月27日，青岛市质监局公布了瓶（桶）装饮用水监督抽查结果，抽查的70家企业生产的79个批次的产品当中，有58家企业生产的65批次产品合格，产品抽样合格率仅为82.27%，不合格率近二成，共14种产品质量不合格，当时即由企业召回并监督销毁。

这次监督检查的饮用水产品主要包括天然矿泉水、饮用纯净水及饮用天然（泉）水等。从检测的情况来看，大中型企业的产品质量较好，不合格项目主要集中在菌落总数和氯化物。其中，有8批次产品菌落总数不合格，5批次产品氯化物不合格。据介绍，菌落总数不合格主要是企业不能按工艺要求对输水管道、生产设备进行定期清洗消毒，或是根本就不进行消毒，造成饮用水灭菌效果不理想。

(四)饮用水污染物及其危害

水污染对人体健康造成的危害,据世界卫生组织调查,人类80%的疾病与生活饮用水不安全有关。中国疾病预防控制中心水质安全监测室主任鄂学礼说,根据污染物类型大致可分为生物污染、无机物污染、有机物污染三大类。

1. 古老的生物污染

从历史上看,19世纪以前生物污染是水污染中最可怕的。这类污染主要指细菌、藻类、寄生虫、病毒等微生物。水体受到它们污染后,就能够传播各种疾病,如伤寒、腹泻、痢疾、霍乱。历史上有数以千万计的人因霍乱流行而丧生。

在中国37种法定传染病中,靠水传播的就有8种:霍乱、病毒性肝炎、脊髓灰质炎、阿米巴痢疾、伤寒和副伤寒、钩端螺旋体病、血吸虫病、感染性腹泻。

2. 惨痛的无机物污染

20世纪中叶,水体开始受到工业废水、废气、废渣的化学污染。在这一时期,污染物主要是重金属铝、汞、铬及氰化物、氟化物、亚硝酸盐等无机物。饮用水中的这些无机物污染,在当时给不少地区的人们带来沉痛的灾难。日本当年发生的水俣病就是一个典型的饮用水无机物污染事件。

除了来源于工业排放的无机物污染之外,由于地理地质原因,导致某些地区水源中个别元素过多(或过少),也可能引发区域性疾病。在中国,较严重的是饮水型氟中毒和饮水型砷中毒。

3. 潜在的有机物污染

几乎所有的水质专家都认为，当前饮水安全的最大隐患来自有机物污染。饮用水中有机物污染的来源十分广泛，包括工业污染排放、化肥农药等农业污染及人类的日常生活。

目前对付有机物污染，技术上并不存在障碍，但关键是人们首先需要建立对这些有机物污染存在的防范意识。

水中的有机物和氯消毒剂结合后产生卤代化合物，有许多已经被确认是癌症的诱发物，其中主要是挥发性三卤甲烷和非挥发性卤醋酸，后者致癌的危险是前者的50～100倍。因此，许多对氯的使用有严格的控制。目前，城市给水处理普遍采用常规的处理工艺，受其净化功能的限制，对水中有机物，特别是对小分子有机物的去除效果比较差。

20世纪70年代后期，饮水与肿瘤发病的关系引起了人们的注意，大量有机废水排入天然水体成为突出的问题，那么有机污染物与癌症之间的关系究竟如何？美国国立癌症研究所(NCI)收集了大量资料进行了分类。第一类被确认为致癌物的共有20种(表3)。

表3 美国国立癌症研究所确认致癌物及引起肿瘤部位

序号	有机物名称	检出肿瘤部位	序号	有机物名称	检出肿瘤部位
1	芳香族胺、二苯肼	肝、乳腺	11	卤代芳香烃	肝
2	胺、酰胺、硝基化物、乙酰胺	肝	12	卤代芳香烃、六氯苯	甲状腺、肝
3	丙烯腈	肺、胃、中枢神经、乳腺	13	2,4,6-三氯苯酚	肝、造血系统
4	二噁唑类、1,4二噁烷	肝	14	单环芳烃、苯	造血系统
5	卤代脂肪烃、四氯化碳	肝	15	多环芳烃、苯并(a)芘	皮肤、胃、肺、乳腺
6	氯仿	肝、胃	16	苯并蒽	皮肤
7	双氯乙基醚	肺	17	印苯芘	皮肤
8	DDT	肝	18	乙烯卤化物、4,4-DDE(杀虫剂)	肝
9	1,2-二氯乙烷	子宫、乳腺、肺.胃	19	氯乙烯	肝、脑、血、淋巴、肺、胃
10	碘代甲烷	肺	20	亚乙烯基氯	肾、肺、肝、乳腺

其他的种类还有：第二类为可疑致癌物，共21种；第三类为促癌物，共18种；第四类为致突变物，共47种。因篇幅限制，不一一列举。

此外，美国环境保护署（EPA）还对67种水中的致癌物制订了评价标准，现就其中一部分主要的化合物列举如表4所示。

表 4　美国环保局评价部分致癌物的卫生标准

化合物名称	卫生标准(毫克/升)	化合物名称	卫生标准(毫克/升)
苯	6.6	DDT	0.00024
四氯化碳	4.0	α-六	0.134
二氯乙烷	9.4	γ-六	0.00079
氯甲醚	0.000038	多氯联苯	0.00079
2,4,6 三氯苯酚	12.0	总砷	0.022
苯并(a)芘	0.028	总石棉	300000 根纤维/升
三氯乙烯	27.0		

水中危害人们健康的污染物除上述四大类外，还有颗粒状污染物，如石棉等纤维与癌症发病有关；放射性污染物等。

二、饮用水安全面临的三大挑战

目前，我国的饮用水安全面临着水源水污染严重，集中式供水出厂水、末梢水及二次供水卫生状况不合格，以及饮用水监管薄弱三个方面的挑战。

(一)水源水污染严重

由于人们对病毒认知速度赶不上病毒的变异速度，有机物的降解速度赶不上有机物合成的速度，地球生态恢复的速度赶不上现代经济发展破坏的速度。这三个“赶不上”，促使了工矿企业将废水、废气、废物直接排入河道或农田；促使农田过量使用化肥催生农作物，使得地下水和地表水的污染加剧，而自来水厂现有加工设备和工艺的改造速度远远赶不上水源水的污染速度。所以说，致使水源水中富含三大类型的污染物，即细菌、藻类、寄生虫、病毒等微生物污染；重金属铝、汞、铬及氰化物、氟化物、亚硝酸盐等无机物污染；挥发性三卤甲烷和非挥发性卤醋酸等有机物污染，还有颗粒状污染物和放射性污染物等，造成水源水的严重污染。

(二)自来水二次污染

自来水二次污染造成了集中式供水出厂水、末梢水及二次供水卫生状况不合格。究其原因主要有：无卫生许可证擅自供水。2007 年全国饮用水卫生监督检查结果显示，地级以上城市市区 23.4%的自建水厂、城市学校 32.1%的自备供水未取得卫生许可擅自供水；自备供水设施普遍简陋，地级以上城市市区 31%的自建水厂、城市学校 38%的自供水没有消毒设施；二次供水管理不善，42.7%的二次供水新改扩建项目未经卫生部门审查、验收，管理严重缺位。

1. 输配管网对水质的污染

从自来水厂出来的水，虽然经过各种处理，但仍有微生物再繁殖，重新繁殖的微生物常年在输配管道中，形成了生物膜，膜的老化与脱落引起水的臭和味、色度的增加。此外，这些微生物渐渐对消毒剂产生了抵抗力，不易被杀灭，更增加了终端自来水微生物数量。

2. 中间水箱的二次污染

据统计，上海全市的中间水箱有 7 万个，广州市有中间水箱 1.1 万多个，其他城市数量也不少。由于长期暴露，密封不严，管理不善，这些水箱里的细菌、病毒、原生动物和藻类的繁殖污染了水质。广州每年都有家庭自来水中发现红虫的报道，就是中间水箱引起的。另外，在个别中间水箱中的腐烂动物的尸体会增加水体的恶臭和酸腥味。

可怕的水污染物包括动物尸体、洗洁剂、杀虫剂、农药、酸雨、工业废物渗漏、石化产品渗漏和动物排泄物等进入河水、湖水及地下水，污染了水源，再进入自来水厂，超过水厂负荷，分三种情况：其一在自来水厂加入氯消毒剂及铝沉淀剂，对水进行消毒和沉淀后，进入输配管网，这时管线污染、微生物、铁锈污染；其二，再加上储水箱的绿藻、壁虎、蟑螂、红虫等，一齐进入中间水箱；其三，与其他污染叠加一起，输至每家每户水龙头，形成不洁净的饮用水被人饮用。

3. 水龙头及其附近水管的污染

一般情况下，夜晚不使用自来水时，将水龙头关闭，到明晨使用时再打开。经过一夜停止不用的水龙头及附近水管中的自来水是静止的，水中的残留微生物会大量繁殖，其中可能就有军团菌。1976 年，美国一群退伍军人在费城一家旅馆中举行年会。会后一个月，与会者中 221 人得了一种“怪病”，34 人相继死亡。研究证实，其元凶是存在于水龙头和水槽水样中的一种致病微生物——军团菌。医学界后来把这种病命名为“军团病”，患病者若不及时治疗，病死率可高达25%～30%。

最近20多年来，军团病在许多国家暴发、流行，已经引起了医学界的广泛重视。此外，经过一夜停止流动的水，会与自来水管金属、管壁及水龙头金属腔室产生水化反应，形成金属污染水，这就是早晨第一次放水时往往会见到一些反常现象，如水色发黄、发白或者发浑的原因。另外，饮用水的水源大都为地表水，受洗涤剂等有机物污染较大。一些有机化合物和加入水中的消毒剂——氯气反应生成卤烃化合物如三氯甲烷，这类物质有潜在的致癌性。早晨，打开水龙头，放出的水中上述安全隐患相对来说比较大。这种水含有对人体有害的物质，不宜饮用，也不宜用来刷牙、漱口，可先放出一脸盆左右的水，方可接水使用。

4. 自来水二次污染的消除

对自来水二次污染的预防和消除，是目前国际、国内提高自来水水质的重点。我国目前推广的终端自来水的深度加工处理及分质供水方式就是消除自来水二次污染的最有效的途径和方式。

(1)自来水的深度加工处理：自来水的深度加工处理主要是指将自来水厂出来的水，通过过滤孔仅为0.01微米的自动过滤器、高密度活性炭过滤器、天然矿石等过滤后，可有效地将各种颗粒杂质、氯、漂白粉、寄生虫卵、农药化肥残留、锈等有害物质充分过滤掉；过滤的同时完全保留了天然水中的各种微量元素，成为饮用净水，其水质符合饮用净水水质标准。

(2)管道分质供水：管道分质供水包含分质供水和直饮

水两部分。

分质供水是指根据生活中人们对水的不同需要，由市政提供的自来水为生活自来水，采用特殊工艺将自来水进行深度加工处理成可直接饮用的纯净水，然后由专门的管道输送到户，并单独计量。

直饮水是指纯净水或净水经过臭氧或紫外线消毒后，进入密封容器，由食品级专门管道供每家每户直接饮用。

1996 年，上海率先在锦华小区实验建设了全国第一个分质供水系统。同年，上海成立了国内第一家管道分质供水专业公司，并在一些小区建立了管道分质供水系统。之后，深圳、广州、西安、宁波等城市的一些小区也相继建立了管道分质供水系统。

(3)管道分质供水的要求

①分质供水。分质供水的水源均采用符合国家生活饮用水的自来水，根据处理工艺和设备的不同，生产出不同的符合国家标准的水。例如，通过反渗透膜净化处理后的水称为纯净水，水质符合《瓶装饮用纯净水标准》；通过活性炭、超滤等处理后的水，称为饮用净水，其水质符合《饮用净水水质标准》。

②直饮水。《国家生活饮用水管道分质直饮水卫生规范(2002)》要求管道直饮水用户的水龙头出水任何时间都必须符合《饮用净水水质标准》。直饮水系统的供水量严格遵守每天的用水需求量设计，加上管道直饮机内储存水容量，对家用型不会大于 3 升，单位型不会大于 30 升。因此，可以保持随时饮用，并随时补充新鲜水，管网系统每天定时用臭氧

和紫外线杀菌、消毒，水中含臭氧量的提高也预防了直饮水的二次污染。因此，每天的直饮水都可保证是新鲜可口、口感甜润的。

(4)我国分质供水的特点及应注意的问题

①我国分质供水的特点。我国分质供水的特点是以自来水为水源，把自来水中的生活用水和直接饮用水分开，即把自来水中5%左右的水另设管网，再进一步深加工净化处理，使水质达到洁净、健康标准，直通每家每户达到直饮目的。

国外现有的分质供水系统都是以可饮用系统作为城市主体供水系统，实行自来水供水系统，而另设管网系统用于低质水、中水或海水供冲洗卫生洁具、清洗车辆、园林绿化、浇洒道路及部分工业用水等，这种系统称为非饮用水系统，通常是局部或区域性的，是主体供水系统的补充，其目的是合理地利用水资源并降低水处理的费用。作为主体供水系统的补充，在我国如上海桃浦工业用水系统、青岛城市污水回用系统、香港特别行政区的海水冲厕系统等就是。

②应注意的问题。居民饮水的主流无论是现在还是将来都是自来水，所以分质供水只是自来水行业的一个补充和发展。因此，分质供水也应纳入有关部门进行统筹管理。

分质供水的最终目的就是要使自来水提高档次，达到优质水健康的标准。所以分质供水的水质要和先进国家接轨，因此用来衡量饮水水质的标准要高。

加强供水系统维护和水质监控，提高服务质量。每周要进行一次水质化验，并进行公示，保障消费者对水质的知情权，使每一个消费者都能喝上便宜水、方便水、放心水及满意水。

(三)饮用水监管薄弱

卫生部监管局局长赵同刚曾于2008年4月说,目前导致集中式供水出厂水、末梢水及二次供水水质不合格的原因主要包括:无卫生许可擅自供水;自备供水设施普遍简陋;二次供水管理不善三大原因。而这三大原因中的任何一个原因,之所以成为造成集中式供水出厂水、末梢水及二次供水水质不合格的原因,都是由于中央到地方各级卫生和水利部门负责监督的单位没有按照有关法规切实负起责任进行严格监管所造成的。所以面对饮用水安全监管薄弱的挑战,就应从两方面入手:一是更新有关监管设备,从硬件方面提高监管的高科技含量,提高对各项指标的监测准确度,做到精确无误;二是逐步完善饮用水卫生监测网络,完善各项监管的法规,规范监管措施,从软件方面提高监管的效率和质量,做到监管工作制度化、常态化、法规化,从而使监管工作成为饮用水安全的名副其实的哨兵。

三、装修导致饮用水污染使新生儿死亡

(一)新生儿畸形

据2008年7月7日的《老年文摘报》报道,今年31岁的章女士于 2004 年 1 月 16 日怀胎十月，在常州市妇幼保健院产下一个多发性畸形婴儿。婴儿出生不到 2 分钟便夭折。医院进行尸检后病理诊断为：全身水肿，胸腹腔积液，符合成红细胞增多症病变等。

事发后，夫妻俩到常州市第一人民医院做血液检验，报告显示，夫妻两人血常规存在问题。之后，两人又到上海的医院就诊，专家检查后认为，章女士怀孕期间有过长期与"苯"接触的病史。

(二)饮用水发现苯物质

2004 年 8 月，他们从家中自来水管中采取水样送到常州市疾病控制中心检测，结果发现水中竟然含有甲苯、氯苯、二甲苯、乙苯、四氯乙烯等多种有毒有害物质。

2008 年 5 月，常州市中级法院作出判决，认为本案系环境污染引起的人身纠纷，认定饮用水因含苯类物质污染与章女士所生胎儿畸形有直接因果关系。

(三)婴儿致死元凶为居室装修

2002 年 4 月，章女士夫妇在常州市某小区购买了一套住房，委托常州市旌工装潢公司装修，并签订了合同。按照约定，自来水管购买、安装由章女士夫妇自行解决。于是，章女士购买了一种叫"卫生宝"的 PP-R 管道与管件，由供货公司上门安装，但地面的自来水管道的防腐处理仍由旌工装潢公司负责。

按照《建设部住宅装饰装修工程施工规范》要求："嵌入墙体、地面的自来水管道应进行防腐处理并用水泥砂浆保护，其厚度应符合下列要求：嵌入地面的管道不小于10毫米"。然而，常州市旌工装潢公司没有按照这一规范进行施工，而是直接在水管上进行地面防水施工后铺设地砖，致使水管与防水涂料直接接触。而且使用的防水涂料是2001年7月建设部公告淘汰的焦油型防水涂料氯丁胶。

在此顺便提一下，向章女士夫妇提供"卫水宝"的PP-R管道与管件的咏尚装饰公司在出售和安装水管过程中，未履行PP-R管不能与氯丁胶直接接触的告知义务，侵害了常州市旌工装潢公司的知情权，对导致章女士夫妇身体损害的后果，与婴儿的死亡存在直接因果关系，对此也应承担法律责任。

我国制定了诸多保护环境的法规，但目前所存在的问题是立法先行，执行滞后，诸多涉及百姓生活的环境问题并未引起有关部门和企业的高度重视。国家明令禁止的污染产品仍在一些地区销售，在此所述装修导致饮用水污染就是一例。

第六章 健康水、功能水和好水

科学家通过对水的研究发现，水是由两个氢原子(H)和一个氧原子(O)以三角形的结构组成，其间是以共价键连接。水分子间可形成氢键，有相互吸引成团状的趋势。这样一个水分子可以通过氢键与多个水分子相互作用，形成“水分子团”。由6个水分子缔合的水就叫小分子团水；而由13个以上水分子缔合而成的水叫大分子团水。

从饮用水的角度看，前述自来水、纯净水和矿泉水等诸种水都是大分子团水，只能作为解渴的饮用水，因分子团大，不易被动物、植物和人体吸收，其生理功能较差，被水科学界称为“死水”，而小分子团水运动速度快，热能高，渗透性和溶解性好，对促进新陈代谢有很大作用，被称之为“活水”。

小分子团水被饮入后，由于溶解力、渗透力、扩散力、乳化力等都发生了重大改变，所以具有有利于新陈代谢、能激活酶的活性、有利于改善血液循环、降血脂、通血管、强化消化功能、化解结石等多种神奇的功效，成为极易被人体细胞吸收的“活水”。长期饮用这种水有很好的保健、美容、医疗和长寿的功能，所以这种水又被称为功能水。

科学家反复研究发现，我国广西巴马长寿村的老人迄今为止没有发现一例癌症患者；没有一个人发生过心脑血管疾病；所有死亡人数没有病死的，都是无疾而终老死的。究其原因，很重要的一点是他们终生喝的是小分子团水，而世界上绝大多数人饮用的是大分子团水。

作为天然的小分子团水，地球上只有极个别具有特殊条件的地方才能形成天然的结构异常的小分子团水。长寿村居民饮用的泉水和溪水形成天然小分子团水的原因，是地下水遭遇地下特殊的地磁切割条件而形成的，亦即天然磁化水都具有分子团小的特征。

一、健康水

所谓健康水是指在满足人体基本生理功能和生命维持的基础上，长期饮用可以改善、增进人体生理功效和增强人体健康，提高生命质量的水。

从人体生理的角度来看，可以把生命体的生理需要分为三个不同的层次：生命维持、生命质量和生命异常。就水对生命的作用而言，安全水的主要作用是生命维持；健康水的主要作用是生命质量；医疗水的主要作用是生命异常。所以，健康水不仅维持生命，还能提高生命质量；但安全水不具有提高生命质量的作用。至于医疗水不同于健康水的概念，它适合于特殊人员饮用；要在医生指导下饮用；每天饮用要限量；对某些非遗传性慢性病有特殊治疗作用，但要长期饮用。健康水是大众可以饮用的，不限量，强调的是增强人的生理功效，而不是治疗作用。

(一)健康水的七条标准

●不含对人体有毒、有害及有异味的物质，水质*要好。

●水硬度(以 $CaCO_3$)适中(30～200 毫克/升)**。

●人体所需无机盐含量适中，比例适宜。

●pH 值呈中性或弱碱性***。

●水中溶解氧及二氧化碳含量适中(前者 6 毫克/升，后者在 10～30 毫克/升)。

●水分子团小(半幅宽≤100 赫兹)。

●水的营养生理功能(渗透力、溶解力、代谢力、氧化还原性)较强。健康水的七条标准可以简略归纳为：

第一，没有污染的水——无毒、无害、无异味。

---

* 水质

水质要求清、活、轻。“清”是相对浊而言，要求水“澄之无垢、搅之不浊”；“活”是相对死而言，要求水有源有流，不是静止水；“轻”是相对重而言，好水“质地轻、浮于上”，劣水“质地重，沉于下”。水味要求甘、冽。“甘”是指水含口中有甜美感，无咸苦感；“冽”是指水含口中后有清凉感。

** 水中所含钙和镁的总量($Ca^{2+}+Mg^{2+}$)称为水的总硬度。硬度高的水称为“硬水”；硬度低的水称为“软水”。

*** 水中 pH 值——酸碱度的界定值

关于水的 pH 值的界定，1958 年，世界卫生组织在饮水标准中规定其不低于 6.5，不高于 9.2；在 1984 年第一版的饮水指导准则中，规定为 6.5～8.5；2003 年第三版的饮水指导准则中规定为 6.5～8.0。在 2006 年第三版修订本中，认为虽然该指标对人体健康没有风险，但对水处理控制参数还是应该加以考虑，pH 值宜控制在 6.5～9.5。

我国已出台的生活饮用水质标准中，水的 pH 值定为 6.5～8.5。从中国“天人合一”的传统哲学来思考，饮用水 pH 值定在这个范围也是适宜的。人类进化 400 多万年的历史中，从饮用天然水、井水到自来水的 pH 值均在 6.5～8.5，当然水中 pH 值越接近血液的 pH 值越好。

第二，没有退化的水——具有生命活力的水（小分子团水）。

第三，符合人体营养生理需要的水。

其中，满足第一点只做到饮水的“干净”，满足第二点和第三点是做到了饮水的“安全”，只有三点全都达到，饮水才能达到“健康”。

（二）健康水的理化特性

小分子团水，即健康水与大分子团水相比，有 6 点不同的理化特性：

1. 具有使水分子活化的内能

科学研究证明，广西巴马长寿村居民饮用的天然小分子团水的成因是地下水遭遇地下特殊的地磁切割条件而形成的。

当有金属离子的水垂直切割磁力线时，水也会产生电能，这种电能转化为水的内能。在该热能的作用下活化了水分子，使通常情况下由 13 个水分子缔合而成的大分子团水被打开了缔合键，形成了由 6 个水分子缔合而成的小分子团水，就成为能祛病强身的活化水、健康水。

2. 水的溶解性提高 30%以上

水的溶解性提高后，摄入体内的各种营养素被水溶解的更多了，其直接结果是人体对营养素的吸收提高了。

另外，水的溶解性提高后，用水洗菜、洗餐具或洗衣服都能起到节约水、洗涤剂和洗衣粉的目的。所以要算经济账的话，估计购买一台人工制备小分子团水的机器，3 年内可以把投资收回。

3. 小分子团水被加热烧开不会产生水垢

水中的碳酸钙（$CaCO_3$）和碳酸镁（$MgCO_3$）在小分子团水被蒸煮过程中，会分解成松软的物质 $Ca(HCO_3)_2$、$Mg(HCO_3)_2$，它们不易在壶壁或底部积存，极易被水带走，从而达到除垢的效果。

4. 小分子团水呈弱碱性

大分子团水被垂直磁力线切割后，它的酸碱度发生了变化，pH 值向碱性方向上升 0.4～1.0，使水呈现弱碱性。

5. 对小分子团水加温时易开锅

与大分子团水相比，小分了团水的表面张力增大了，也就提高了被加温的蒸发速度，易烧开，起到节约能源的作用。

6. 小分子团水洁净可以生饮

通常自来水中的氯是以游离氯存在的，有很强的活性，与水不起化学作用。经过强磁场处理后，氯气和水被激活生成盐酸和次氯酸，后者又分解为盐酸和新生态氧。新生态氧有极强的氧化作用，可以杀菌、消毒、灭藻，而盐酸电离后生成的氯离子和氢离子，使原来的游离氯不是在加温时生成三氯甲烷，而变成了氯离子，与水中的钾、钠、钙、镁等金属离子结合成为无害的钾盐、钠盐、钙盐、镁盐。这样就使小分子团水变成很洁净且完全可以生饮的水，即健康水。

（三）健康水的十二大保健功能

1. 直接通过细胞膜的水通道进入细胞

人体内的水分被称为体液，是由一定比例的水和溶解于其中的多种元素和电解质共同组成的。体液分为细胞内液和细胞外液，后者又分为血管内液和组织间液，除骨细胞外，大多数细胞内液都占细胞总量80％以上；同时每个细胞又被细胞外液所包围，所以细胞的生存每时每刻都离不开水。

细胞是人体新陈代谢的基本单位。在细胞的代谢中，水肩负着运输大队长的光荣职责，胃肠道吸收并经肝肠再加工的各种营养素，呼吸系统吸收的氧气，在细胞外液的新水携带下，由细胞膜的水通道进入细胞，参与细胞代谢，促进细胞生长发育，使细胞更具活力；而细胞内液通过细胞膜水通道离开细胞时带走各种废物，最后以尿、汗等排泄物排出体外，避免了细胞因中毒而丧失功能。

这里所提到的细胞膜上的水通道直径只有2纳米*，而且为六角形，而大分子团水的直径为2.6～6纳米，很难经过细胞膜上的水通道进入细胞。传统生理学认为大分子团水携带的溶解的营养物质，是通过浓度梯度的扩散效应，在细胞内外进行无机盐交换的，所以大分子团水所携带的营养和氧气，就很难为细胞代谢所利用。营养

* 1纳米(nm)＝1/10亿米(m)＝1/1000微米(μm)

送不进去，代谢的废物排不出来，很多细胞会因“饥饿”或因废物堆积过多而丧失功能，细胞的这种改变就是人体患各种疾病最根本的原因。美国雷蒙德·费朗西斯在《选择健康》一书中指出：世界上并无成千上万种疾病，只有一种疾病，那就是细胞代谢时出了问题。“任何一个人只要很好照顾好你身体的每一个细胞，疾病就和你无缘。”小分子团水的分子团直径只有0.5纳米，且为六角形，再加上其渗透性强，所以很容易出入细胞膜的水通道，将其所携带的营养和氧气及时地提供给细胞代谢使用；同时将各种废物排出体外。所以，常饮用小分子团水的人们就会获得健康和长寿。

2. 提高进食的各种营养素在细胞中的沉积

科学家经反复研究发现：居住在长寿村的人和寺庙的出家人，以及居住在深山老林里的人，用现代营养学分析，他们食物中热能不够，动物蛋白质不足，氨基酸不平衡，可他们却大多数健康长寿；相反，居住在城镇、家庭生活比较富裕的人，他们食物丰富，营养充足，想吃什么就吃什么，并且还有多种保健品供他们享用，可他们却疾病缠身，是何原因？

科学家们在传统营养学只讲营养的“消化”、“吸收”的基础上，研究了不同的水对营养物质在体内“沉积”的影响。并通过实验发现：长寿村的人、寺庙出家人、深山老林居住的人之所以健康长寿，就是他们饮用的水好，是健康水，小分子团水（溪水、山涧水因撞击分子团也较小）。好水可以使食物中有限的营养充分吸收并在体内沉积；而喝大分子团水，虽然生活富裕，吃得很好，但高营养食物不见得比低营养食物消化利用得好。这就告诉人们：营养不足不单单是摄入、消化和吸收的不足，更主要的是“沉淀”在细胞里，供细胞代谢所用的营养不足。因为小分子团水能较大地提高各种营养在细胞中的沉积，所以“好水”在人的营养平衡中就是第一位的，长年喝小分子团水，提高营养的沉积率，是补充营养最好的方法，也是每个人健康长寿的重中之重。

3. 有益于人体内双歧杆菌繁殖

双歧杆菌是人体胃肠道中的有益菌种，具有发酵糖类产生有机酸、生物活性酶、维生素 K、B 族维生素等生理功能，对人体健康起着十分重要的作用。

在人的生命旅途中，人体胃肠道中的有益菌种即双歧杆菌的数量由多逐渐减少，用母乳喂养的新生儿肠道中双歧杆菌占总菌数的 99％以上，到老年只占肠道总菌数的 95％以上，这样肠道内产生的有害物质越来越多，消化功能越来越差，异常发酵越来越严重，肠道中一些毒素和致癌物，导致人体患病、长癌，乃至过早衰老，甚至死亡。

便秘是胃肠道的常见病、多发病。长期便秘会影响中枢神经系统、心脑血管系统，是导致各种肠癌的罪魁祸首之一；长期便秘可使全身器官系统的功能发生改变。患者长期用力排便，导致腹压升高，腹腔和盆腔的血管受到的压力骤增，迫使大量血液回流心脏，加重心脏负担，促使血压升高。这对脑血管畸形、冠心病和脑血管硬化的中老年人是一个极大的危险信号。

双歧杆菌是便秘的克星。如能促使人体胃肠道中双歧杆菌增殖,使肠道内形成双歧杆菌膜,双歧杆菌就分泌一种有机酶,这种酶就能有效的防治便秘。

科学研究发现,双歧杆菌能生成类似胰岛素功效的物质,对稳定糖尿病患者的血糖有明显的功效。

科研人员还发现广西巴马长寿村的长寿老人,他们胃肠道中的双歧杆菌数远远高于一般人。究其原因,是他们长年饮用小分子团水的结果。所以,生饮小分子团水就会促使人体胃肠道中双歧杆菌增殖。实践也证实:饮用这种健康水1～2个月,便秘现象就会得到改善,甚至消失。

4. 消除人体内氧自由基*延缓衰老

氧自由基的活性非常大,一般在普通条件下不能稳定存在,容易自行结合成稳定的分子,或与其他物质的分子反应而生成新的自由基。氧自由基是在氧化反应中氧分子丧失了配对电子中形成的一个不稳定结构。氧自由基由于少了一个带静电的电子,就到处争夺“别人”的电子据为己有,因此对周围各种组织具有很大的攻击性、破坏性。由此,人体任何组织都可以成为氧自由基的攻击目标。若攻击了自身的蛋白质导致蛋白质诱变;攻击了脂肪组织导致了脂肪的氧化。所有细胞膜都是脂类构成的,氧自由基可损毁细胞膜结构,攻击细胞的DNA,破坏遗传密码,导致一系列生理活动异常。另外,氧自由基与

---

* 化合物分子中所含有的电子总是成对的,同一种原子或不同种原子通过由电子对组成的价键联结在一起,从而形成稳定的分子。但在外界条件如香烟燃烧、室外紫外线照射、室内电脑的辐射、环境污染等的影响下,分子接收外来能量会分裂成含有不成对价电子的原子或原子团,这就是自由基。

血液中的低密度脂蛋白制造过氧化脂质附着于血管壁内膜，就会引起动脉硬化；附着于眼球晶状体内就会引发白内障；附着于皮肤上就是老年斑。所以，氧自由基是造成机体老化、高血压、动脉硬化、癌症、酸性体质及各种慢性病的元凶。

氧化反应贯穿于人体整个新陈代谢中，只要有代谢活动，人体内就产生氧自由基，促使人体老化。但是，自由基是氧化作用产生的，只要能还原就能抑制氧化，而含有高能量的小分子团水就具有良好的还原作用。其氧化还原力可以用氧化还原电位来测定，受污染的自来水，其氧化还原电位约 700 毫伏，健康成年人的体液 200 毫伏，人工制备的各种小分子团水，其氧化还原电位为 150～200 毫伏，产生大量自由基的血液氧化还原电位约 700 毫伏。因此，喝氧化还原电位较低的小分子团水能有效清除氧自由基，抑制体内氧化作用。

5. 能激活体内多种酶*

人体中有两大类酶：

(1)消化酶：由胃肠道分泌，能分解食物，使营养物质进入血液，满足各种生命活动的需要。消化酶又分三种，一是淀粉酶，存在于唾液、胰液和肠液中，用于分解糖类；二是蛋白酶，存在于胃液、胰液和肠液中，帮助分解蛋白质；三是脂

* 酶是一种特殊的蛋白质，是人体生理生化过程中不可缺少的催化剂，能使无法发生或只能很缓慢进行的反应比较容易进行。人体中要是没有酶，各种营养元素无法利用，不可能存在生命形式。

肪酶，通常储存在胃液、胰液和肠液及含脂肪的食物中，帮助机体消化脂肪。

(2)代谢酶：能催化细胞内各种生化反应，如产生能量和解毒的反应。代谢酶在血液及具有特殊功能的器官和组织中储存。机体的每一种组织都含有自己的一种代谢酶。

许多植物和动物类食物中都含有酶，杏、菠萝、香蕉和芒果中含酶量都很高，甘蓝含酶量最高，从菠萝中提取的菠萝酶属蛋白分解酶。许多含脂肪的食物也提供脂肪酶，分解脂肪。

酶对热极其敏感，有时低度热和中度热就能破坏食物中大多数酶。为从食物中获得酶，必须生吃食物。随着年龄的增长，机体自身产酶能力下降，酶的活性降低，营养物质吸收不良，组织损坏，慢性病随之增加，这时就应服用酶补充剂，确保继续从食物中获得足够的营养。

科学研究证明，小分子团水有激活体内多种酶的功能。激活血液中脂肪分解酶，对于降血脂、降血压有很大好处；激活胃肠道中的蛋白酶、脂肪酶和淀粉酶，会很快改善胃肠消化功能。这也是任何人只要认真、足量的喝10天以上小分子团水，胃肠功能都会得到改善，都会排出粪便的重要原因。

人类70%以上的疾病是由于长期营养失衡造成的，这是全世界营养学界的一致结论。胃肠道消化吸收功能提高了，在相同饮食条件下，人的营养条件就会改善，很多疾病就能逐渐缓解甚至痊愈。

6. 有利于人体的酸碱平衡

全世界医学界的共同研究结果是:人的酸性*体质是万病之源。著名医学博士柳泽延曾经找100个癌症患者抽血检查,结果全部患者血液都呈酸性,也就是酸性体质。研究同时还说明:人体健康与否,是由人体血液的酸碱度控制的。1993年科学家荷尼和巴班经实验证明:人体内的淋巴球欲消灭癌细胞时,体质必须是“碱性”才行。

●酸与钙、镁等碱性无机盐结合为盐类,导致骨质疏松症等疾病。

●体内酸性废弃物堆积,使毛细血管被堵塞,血液循环不畅,导致糖尿病、肾炎及各种癌症。

●胃肠道酸性过多,引起便秘、慢性腹泻、尿酸、四肢酸痛及胃灼热、反酸、胃溃疡等。

●酸性盐堆积在关节或器官内导致动脉硬化、肾结石、关节炎、痛风等疾病。

---

* 酸性物质对人体的危害

1. 酸性体质,使血液色泽加深,黏度增大,甚至发黑而且浑浊。

2. 体液受到酸性物质的污染,细胞就会发生突变和死亡,组织器官功能下降,引发各种疾病。这就是水是生命之源的核心,也就是水质决定体质的原因。

3. 酸性体质会使细胞的新陈代谢减弱,机体的抗病能力降低,使皮肤变得粗糙多皱纹,色素沉着甚至脸色变得青黑。

4. 癌细胞周围体液的pH值为6.85~6.98偏酸性,酸性体质最有利于癌细胞的生存和转移。

5. 酸性体质容易使酸性物质在血管和肝脏堆积,容易形成脂肪肝和高血脂,引发其他心脑血管疾病。

6. 酸性体质会导致细胞氧化,使自由基增加,不利于钙的吸收。

尿液中含有大量酸性物质,为了保证身体的健康,应随着补水随时排尿。

为调节人体内的酸碱平衡，使体液和血液维持弱碱性的健康状态，仅用碱性食物调节是不够的，因为每天有大量偏酸性的食物和水进入人体，所以必须解决饮用水的酸化问题，才能从根本上将身体调整到健康状态。

研究发现，大分子团的自来水经磁化后，会变成小分子团水之后，向碱性方向提升 0.4%～1%，变成了弱碱性水。水是进入人体最多的物质，酸性体质的人只要每天大量喝弱碱性小分子团水，10～15 天，体液就会向弱碱性转化。长期饮用弱碱性小分子团水可维持血液和体液的弱碱性水平，就会起到如下健身效果：

●溶解和降低胆固醇在动脉血管壁的沉积，减少动脉栓塞形成的机会。

●溶解积累在体内的尿酸，对防治关节炎和痛风病大有裨益。

●可以消除疲劳，降低血黏度，排出体内毒素，改善情绪。

造成酸性体质的主要原因：饮食结构不合理，酸性食物比例过高；过度疲劳，超时工作或经常熬夜等都会加重体质酸化；心理负担重，在高度紧张和压力下，生物体会出现严重的酸性化；运动量减少，会导致酸性代谢物长期滞留在体内；不良嗜好，如毫无节制的抽烟、喝酒极易导致人体的酸性化；由于饮用水、农作物、畜禽鱼肉等严重污染，被人们摄入后，其中的酸性物质会滞留在体内造成体质的酸性化。

人体自身有一定的调节作用，当身体自身无法达到平衡时就要进行有意识的调节，如做有氧运动、放松心情、保持正常的作息时间等，但最主要的是通过食用健康食品来清除体内多余的酸性物质。此外，酸性体质的人应多喝弱碱性或碱性水，即小分子团磁化水。

水的酸碱性和食物酸碱性的含义不能混为一谈。

在营养学上，人们通常把食品分为碱性食品和酸性食品两大类，主要是按照食品的营养素在身体中的代谢产物来区分的。如陆地的动物油脂类食品富含饱和脂肪酸，在体内代谢产物为酸性，所以这类食物称为酸性食品；而一些柑橘类食品虽然吃起来很酸，但它们的代谢产物为碱性，所以把这类食物称为碱性食品。这些食物的pH值与水的pH值是不同的，在人体的酸碱性与水的酸碱性的定义也是有所区别的。

新生儿一般属弱碱性体液，但随着年龄的增长，随着体外环境的污染及不良生活及饮食习惯的养成，体液逐渐转为酸性，而酸化也就意味着老化。

为了延缓衰老，现代人开始重视饮水的健康，并提倡喝弱碱性水，也就是pH值为7.1～8.5的水。很多时尚女性爱吃水果、蔬菜，也是因为这些物质在人体内自然代谢，会形成碱性物质。实际上，水是比蔬菜、水果更好的中和剂，水中的天然无机盐能被人体直接吸收，起到维护体液平衡的作用。

7. 提升人体的免疫力*

（1）免疫防御功效：当人体受病原微生物侵袭时，体内的白细胞就会对外来致病物质加以识别并产生一种特殊的防御功效，从而有效地清除微生物，维护人体健康。

（2）免疫稳定功效：及时清除人体内组织和细胞正常碎片和代谢物，防止其积存体内，误作为外来异物而产生抗体，导致红斑狼疮等自身免疫性疾病。

（3）免疫监视功效：在正常人体内经常会出现"突变细胞"，它们可以被免疫系统及时识别出来加以清除，否则任其发展和分裂下去，即可成为肿瘤。这种发现"突变"细胞的本领，就叫免疫监视功效。

研究发现，长期饮用小分子团水，可以显著提高人体内免疫球蛋白的含量，提高肝、脾及血管内皮细胞的吞噬功能，从而提高了机体抗病和抗衰老能力。

8. 生饮小分子团水有补钙效果

钙是人体中含量最多的无机盐，占人体总重量1.5%～2%，而人体中的钙元素99%又存在于骨骼和牙齿中，只有1%呈离子状态存在于血液和软组织中。就是这1%的钙离子维护着人体各个系统正常生理功能，维持一个较好的细胞内外钙离子浓度梯度，指挥全身60兆个细胞正常发挥功能，并与骨钙保持动态平衡。

---

* 免疫力是人体防御和清除外来病原微生物及毒素的能力，或者抵抗疾病的能力。人体要是没有免疫力，即使一粒小小的灰尘也足以致病。

1998 年 6 月，有关部门在北京召开了第二届钙代谢研讨会。会议指出：国人普遍缺钙，应终身补钙，预防为主。会议报道还提到：据估计，我国至少有十亿左右的人处在严重缺钙之中（我国三次营养普查数据显示，中国人平均日钙摄入量只达到中国营养学会制订的我国人民膳食供应量标准的 50%），钙饥饿严重威胁着人们，尤其是广大妇女、老人和儿童的健康。

中国人严重缺钙的两大原因：一是高钙膳食吃得太少。牛奶是高含钙食品，近年来日本、印度等东方国家已开始重视喝牛奶补钙，在这一点上中国人的消费实在太少，十几年前统计，牛奶日消费中国人人均 11 克，日本和印度是 200 克，美国是 700 克，北欧人最高 800 克。这就是中国人最缺钙的根本原因。二是我国大部分人终身喝开水。人类补钙主要两大来源，即膳食和饮水。我国由于自来水处理标准低，一级水中还允许每升水（1 000 毫升、1 千克）中含有 3 个大肠杆菌，所以绝大多数自来水不能生饮，只能烧开再喝。在加热过程中，水里的钙离子化合成水垢，使得宝贵的钙离子丢失了。很多人一方面把自来水的钙烧没有了再喝；另一方面又去花钱补钙，而不知道喝生水就能很好的补钙。所以，外国钙专家一针见血地指出："中国人缺钙和喝开水有关。"

外国很多科研机构研究的结论是：用水补钙其吸收率和奶或奶制品没有差别，一多半人甚至高于喝奶。但是饮水补钙的前提必须生饮。目前，已研制出多种把普通自来水制备成能生饮的小分子团水的方法。有的比白开水还便宜，任何人喝了这种水能马上收到较好的补钙效果。

9. 饮小分子团水有利于排毒

(1)人体毒素种类：人体内的毒素有两种：一是物质毒素；二是精神毒素。

①物质毒素。这种毒素有两个来源，一是由嘴吃进去的，叫外源毒素；二是由体内各种代谢产生的，叫内生毒素。

●外源毒素。过去侵入人体的毒物主要有细菌、病毒、寄生虫及误食的毒物等。现代人吸入的或喝入的，以及住的、用的等普遍受到毒物污染。以吃为例，现已有2800多种化学添加剂，包括防腐剂、色素、香料、膨松剂、固化剂、调味剂等，被人为地加到各种食品内；被农药污染的蔬菜、水果及毒酒、毒米、毒猪肉(加瘦肉精)等，对人体的危害是难以估量的，此外还有汽车尾气、工业废气对空气的污染，以及家庭使用的清洁剂、杀虫剂、燃料及装饰材料等，都是外源毒素。

●内生毒素。内生毒素是指人体内各种代谢中产生的毒素，也有两种：一是人体在正常代谢过程中的各种产物。最多见的是氧化过程中产生的自由基，脂肪、蛋白质和糖类代谢后产生的乳酸、尿素等。二是肠道粪便产生的毒素。肠中的粪便积存过多或时间过长，可使肠道的细菌大量繁殖，这些细菌每时每刻都在产生毒素。

②精神毒素。人在生气、发怒、消极悲观时，体内会分泌一种叫去甲肾上腺素的物质。可使人精神紧张，血管收缩，血压升高，氧自由基数量增多等。

(2)饮水排毒：排毒要着眼于一个“通”字，必须坚持经常疏通肠道、尿道、血管、气管、汗腺等，以利于人体随时随地进行“体内大扫除”。要做到这一点，会饮水，饮好水是关键。

①会饮水，饮好水就能清洗肠道。正常人的肠道有10多米长，在腹腔内就好像一条弯弯曲曲的水沟，极易藏污纳垢。专家认为，世界上最脏的地方莫过于包括人在内的动物的肠道。每天一次，最好是两次排便，就会对肠道毒素起到很好的清除作用。为此，会饮水，饮好水特别重要。

②会饮水，饮好水促进肾脏排毒。饮水量不足，或不是饮小分子团水，即代谢功能差的水，会导致代谢产物如尿素、肌酐、多胺类大量潴留，还极易形成尿路结石，长期下去会对肾脏造成伤害。而小分子团水有很好的代谢功能，长时间饮用小分子团水且饮水量足，就会促进肾脏排毒。

③会饮水、饮好水有利于细胞排毒。

(3)进食排毒

①多吃高纤维食物。高纤维食物主要是指粗粮、蔬菜和水果。纤维素能促进胃肠道的蠕动，并增加粪便体积和软化粪便，燕麦片、红薯粥，有很好的通便功效。

②定期禁食，吃排毒餐。可以在一个月中选定一天或几天不吃中餐和晚餐(不要禁食早餐)，而是空腹分几次饮下2 000～3 000毫升的小分子团水(生饮或稍加温)，再吃些水果和蔬菜。当连续两周达到日排便一次以上(最好两次)，且粪便为鹅黄色、粗大光滑不断裂、异味较轻时，说明宿便已大多排净，身体状况将会有明显改善。

对一些慢性病，禁食有时会起到药物起不到的作用。

10. 有利于防治心脑血管疾病

(1)心脑血管疾病的致病原因是多方面的，但绝大多数人一生喝烧开的自来水，因其生物化学反应差，脂质代谢差，动脉脂质的沉积随年龄的增大逐渐增多，血流阻力增大，流量减小，使相当部分人过早患上了高血压、高血脂、高血糖、高尿酸血等病症，加速了动脉硬化。再加上喝“脏水”、不会喝水，加重了病情，最终因病情恶化而致残、致死。

(2)小分子团水的溶解力能提高30%以上，于是乳化脂肪的能力大为提高。饮用的小分子团水进入血液后，将血管壁上的血垢乳化溶解后，再被渗透力、代谢力强的小分子团水较快地运送到肾脏，排出体外；另外，由于小分子团水的“分散性”，使血中红细胞分散，血液黏稠度减小，改善了微循环，疏通了小动脉，从而使患者出现的头脑胀痛、头晕和四肢发凉、肢体麻痛、视物模糊等供血不足的症状，在饮用1～2个月小分子团水后就会得以缓解，继而显著减轻和消除。

(3)小分子团水对人体的临床试用观察结果，饮用60天后，降低三酰甘油和胆固醇的效果很好，同时能提高血液中惟一能抗动脉硬化，在体内起清道夫作用的高密度脂蛋白(HDL)，它能清除血管壁沉积的血垢、组织细胞中过多的胆固醇；能像吸尘器一样逐渐吸走动脉壁上胆固醇沉积和血小板凝结而成的斑块，将其运载到肝脏，进行分解代谢，最后从大小便中排出体外，从而改善了微循环，使人体远离心脑血管疾病。

（4）动脉系统的末梢端和静脉系统的起始端所构成的网状毛细管结构，其中的微血流称之为微循环，是人体内各脏器的组成部分，是直接进行物质交换、细胞代谢的场所，是脏器的功能结构单位。

微循环的血管很细，它的直径只有 7～9 微米，大约是一根头发丝的 1/20；它的长度很长，一个成年人体内的微循环血管的总长度大约有 10 万公里；微循环的血流极慢，每秒钟只有 0.4～1 毫米，如不注重疏通血液，很容易淤滞；微循环的血管壁只有一张纸的 1/100 那么厚。不同部位的微循环发生障碍，可导致冠心病、糖尿病、高血压等危及人体健康甚至生命的疾病发生。由于弱碱性的小分子团水的渗透力强，被摄入后，在人体中的运行速度快，溶氧、携氧量大，排除有毒物质多，长期饮用小分子团水，对改善微循环的作用是很好的。

12. 有化解结石的特殊功效

（1）有理论认为，结石是水垢在体内的堆积。把自来水烧开后饮用，水中的钙、镁等和酸根化合成 $CaCO_3$、$MgCO_3$，以水垢形式沉积在壶底，除了影响人从水中吸收钙以外，对人体没有多大的危害，但用自来水做饭、熬汤，这些水垢就随着食物一起进入人体，在人的肾脏、输尿管和膀胱等处重新堆积，时间一久就会形成结石，使人患上结石病。

（2）小分子团水的溶解力很强，在其作用下，能将 $CaCO_3$、$MgCO_3$ 结石一层层溶成碳酸氢钙 $Ca(HCO_3)_2$ 和碳酸氢镁$Mg(HCO_3)_2$颗粒。长时间饮用小分子团水，大部分结石会发生疏松、碎裂、溶解等改变，随尿液全部排出体外。

(3)中国中医药出版社出版，赵春媛编写的《喝出健康来》一书，写到磁化水对高血压、糖尿病、冠心病等多种病症有较好的治疗和辅助治疗作用，特别是对肾结石，有些人认为目前还没有一种治疗手段能与饮用磁化水相比。据资料记载，宁波有一位病人，患肾结石10年，曾在各大医院治疗，采用现代体外震波碎石法均不见效。他饮用磁化水半年，终于排出肾结石，而且在饮用磁化水期间从未发生疼痛。

小分子团水从上面12个方面对人体功能进行调整，对人体健康长寿十分重要。在治病的问题上，水的作用是功不可没的。最新科研成果提出是微量的药物改变了占人体总重量60%以上水的分子团结构，水才能改变细胞代谢，达到治病的效果。这就告诉人们一个道理：与其病后吃药去改变水的性状，不如早些喝好水而不得病。

二、功能水

(一)功能水的含义

凡水皆有功能，如自然界的水具有自净功能，水对于人体具有基本生理功能等。这里所讲功能水的功能不是指天生具有的功能，而是指人们利用仿生原理，通过不同高科技手段赋予水的新功能。所以，所谓功能水是指通过物理技术赋予水一定的能量，改变水的结构和性质，使水的分子簇变小，从而增强或产生一定的功效。

目前市场上讲的功能水主要是指饮用水领域，如频谱水、离子水、磁化水等。

功能水都是人工仿生产品，采用仿生学的原理，用高科技手段对水进行处理。由于采用的技术不同，水的功能有所差异。纯天然的、具有生理功能的水不包括在功能水范围之内，李复兴教授把其归为健康水的范畴。

目前国内外的功能水主要用于人的饮用，功能水与普通水最大的区别在于生理功效不同。功能水可以提高人体的生命质量，具有保健作用，甚至在某些方面对慢性非传染性疾病有辅助疗效。

功能性饮用水由于强化了普通饮用水所具有的某些调节人体生理功能的作用，使得人们通过日常饮水在不知不觉中调节消化、排泄及代谢等生理功能，对人体健康发挥一定作用。但功能水也有一定的局限性：

1. 适应人群的局限性

由于地域、生活习惯及种族等方面的差异，对某一特定人群适用的功能性饮用水可能对另一些人并不适用。

2. 功能性上的局限性

功能性饮用水不能代替药物治疗，功能性饮用水的功能仅能体现在对人体消化、排泄、血液循环及新陈代谢等部分生理功能的有限强化上，因此当这些生理功能出现微弱失调时，可适当饮用功能性饮用水来缓解症状，但它只能作为药物治疗的一种辅助手段。

（二）市场功能水的选购

1. 离子水

离子水属医疗用水，是普通自来水先通过净化、过滤，再经过电解作用，把水分解成阳离子水（正离子水）和阴离子水（负离子水）的，所以也叫电解水。普通自来水经电解后，阴极流出的水含有较多的氢氧根离子（OH^-），就是通常所说的碱性离子水；从阳极流出的水有较多的氢离子（H^+），就是通常所说的酸性离子水。

普通的自来水是由13个左右的水分子所组成的大分子簇。在离子水的制备过程中，电解槽采用特定频率的直流脉冲电流供电，在这特定频率的电场作用下，作为极性分子的水分子产生震动，在震动能量达到水中氢键要求时，部分氢键将被打开，即将水分子簇团打散、变小成为含6个水分子的小分子团，重新排列，使其中一部分水带有正电荷，另一部分水带有负电荷，最后通过分离技术得到正离子水和负离子水。正离子水带正电荷，由于其靠近阳极因含有氢离子（H^+）而偏酸性，含氧量高，有收敛性和漂白作用。若其正电荷达到一定程度时，对细菌等微生物有瞬间杀灭效果，且无毒性、无刺激、无残留物、无污染，是真正的绿色消毒剂。负离子水带负电荷，在电场作用下，被电解的无机盐如钙离子（Ca^{2+}）、镁离子（Mg^{2+}）等向阴极方向移动，使得靠近阴极附近的水因含有氢氧根离子（OH^-）而显碱性，口感甘甜，具有抗疲劳、抗氧化、调节血脂的作用。但需要指出的是离子水不能长期饮用，如需使用，也应在医生指导下进行。

酸性离子水的pH值一般在3以下。在日本，有些酸性水的pH值达到2.3左右，因此又被称为强酸性水。强酸性水的pH值较低，腐蚀性小，使用安全，目前在许多医院和家庭将它作为消毒剂使用，将其喷在花卉或蔬菜的叶面上，还可抑制虫害的发生。弱酸性水（pH值5.5～6.0）可当美容水使用。

碱性离子水的pH值一般比自来水高，日本的研究报告显示，当pH值在9～9.5时，尤其对消化道疾病有一定的作用。例如，对胃酸过多、胃溃疡等均有疗效，从动物实验中可以看出，对胃黏膜损伤也有抑制作用。碱性离子水的水分子团一般比较小，作为饮用水很容易被人体吸收，能量高，渗透性及溶解性好，对促进新陈代谢、降低血液黏稠度有很好的作用。

离子水作为饮用水不宜保存过长时间，现装现饮、现装现用为好。

2. 频谱水

制备频谱水的原理是通过适合人体组织器官、细胞电学特性的特定电磁振荡频谱场作用，将普通饮用水调剂处理成与人体正常组织器官、细胞频谱场相匹配的频谱水，改变原水的一些物理、化学特性，使之成为优化水，饮用后能迅速进入并渗透到体内各器官、细胞内，与之相互作用，对已失调的人体器官、细胞进行调整，使其恢复到正常平衡状态，同时使健康的器官、细胞功能更加稳定，从而达到预防、保健和治疗的效果。

制备频谱水的理论基础是电磁理论和波动或频谱学说。

从动物实验中可以看出，频谱水对胃肠的收缩有双重调节功能。在空腹状态下，能减少胃肠的基本节律电位，使胃肠运动减少，减少胃黏膜相互摩擦，从而起到保护胃黏膜的作用。当食物刺激胃黏膜时，能使胃肠电位增强，胃肠平滑肌蠕动频率增加，促进胃内食物排出，加强小肠内食物移动，并且有利于胃肠对食物的消化、吸收和排出；实验结果还显示，免疫功能明显提高。由中国人民解放军第一军医大学所做实验结果预示了频谱水可能有抑制细胞肿瘤生长的奇特效果。

另外，动物实验结果，对其生长发育、血液系统、肝肾组织及生化指标未观察到损伤或影响，说明饮用频谱水是安全的。

根据中山医科大学附属第一医院对频谱水临床应用观察报告显示，频谱水对于慢性咽炎、扁桃体炎、便秘、口腔溃疡、泌尿系统结石等疾病有一定的疗效。

3. 磁化水

将具备一定导电性能的水，以一定速度垂直穿过强磁场而被“能化”后，使水分子的内能提高，水的性质发生了变化：由 13 个以上水分子集合而成的大分子团水变成了由6个小分子集合而成的小分子团水，使水的活性大大提高。同时使水分子键发生角度和长度变化，氢键*角从105度减小到103度左右，使水的物理化学性质发生了一系列变化。这种经磁处理过的水被称作磁化水。

由于水受到磁场作用后，水所带的电荷状态发生改变，破坏了水分子之间的静电吸引力，从而引起水中的一些物理特性的改变。另外，水中的杂质受到磁场的作用也会使其结果的聚集状态发生变化，而影响水的一些物理特性。

(1)磁化水黏度的变化：磁化水黏度的改变受磁场强度、磁场类型及水中含有的溶质不同的影响，其黏度也有不同的变化，有的黏度升高，有的黏度不变，有的黏度下降。可使蒸馏水、生理盐水、花茶水、自来水、5%葡萄糖、60度散白酒和中药酒等液体的黏度有不同程度的下降。

(2)磁化水表面张力的变化：实验观察到表面张力随

---

* 氢键

水分子由两个氢(H)原子与一个氧(O)原子组成的极性分子，H-O间长为0.96埃。H-O-H间夹角(键角)为105°。凝集状态的水是由大量水分子依靠氢键结合起来的。所谓氢键是指两个水分子相距2～5埃时起主要作用的分子结合键。当氢原子与氧原子形成共键时，氢原子还可以和一个水分子中的另一个孤对电子发生作用。在水分子中有10个电子，水分子呈四面体排列，氧原子在中心，在氧核与每个氢原子核之间各有一对电子，四个顶点由4个氢原子和氧原子上的两对孤电子所占据，一个水分子上的氢原子，空轨道可以接受另一个水分子的氧的孤对电子而形成氢键。一个水分子的氧原子到另一个水分子的氧原子之间有一氢原子，这种形式的结合为氢键。两个水分子就依靠氢键的作用而联结在一起，形成水的二聚体，氢键具有方向性和饱和性。氢键在某些因素作用下，可以发生畸变和破坏，如当温度升高，氢键破坏程度明显，氢键的变化可以用红外光谱的频移与核磁共振的化学移位进行观察，因为氢键对上述检测手段是比较敏感的。

着磁场强度的增强而增大。经测定计算磁化水的表面张力系数增加1.8%。

(3)磁化水pH值的变化：磁化水的pH值要比普通自来水的pH值增大0.62，而且随着磁场强度增强而上升。当pH为7时，磁场却使pH值减小。

(4)磁化水渗透力的变化：经实验观察发现，磁化水的渗透能力比普通自来水增加约0.63倍。

(5)磁化水溶解力的变化：磁化水的溶解能力比普通自来水大。用深井水做溶剂，草酸钙为溶质，实验结果磁化水比未磁化水多溶8%。

(6)磁化水密度的变化：用超声波检测结果，磁化水的密度比普通水小。

(7)磁化水电导率的变化：磁化水电导率是增高还是降低，决定于磁场强度和水切割磁场的次数，即通过磁场的时间、流速、水中溶质的多少等因素。大多数试验者测定结果是电导率有下降的趋势。

(8)磁化水溶解钙能力的变化：试验结果，磁化水的溶钙能力增强，并且随着磁场强度的增强而增强，但并非完全呈线性关系。据测定在400、1 600、2 400特或高斯时，溶钙能力最高；在200特或高斯以下和2 700特或高斯以上时溶钙能力反而低于普通水。其溶钙能力平均增加0.28%，并有抑制钙结晶的能力。

以上磁化水诸项变化可知，磁化水比普通水的表面张力、渗透力增加，密度减小。表面张力增大，可以使食物细胞膜快速膨大而利于消化；渗透溶解能力增加，可以促使营养物质更快溶解，有利于细胞吸收水分及营养物质；密度的减小有利于机体吸收各种物质。

4. 自来水磁化后的三大变化

(1)具有医疗保健功效的小分子团水：当含有金属离子的水垂直切割磁力线时，水也会产生电能，这种电能转化为水的内能。在该能量的作用下，使通常情况下由 13 个水分子缔合而成的大分子团水被打开了缔合链，形成了由 6 个水分子缔合而成的小分子团水。成为能够祛病健身，益寿延年的好水、活性水、健康水、长寿水。

(2)彻底消灭了余氯危害：通常自来水中的氯是以游离氯存在的，有很强的活性，与水不起化学作用。经过强磁场处理后氯气和水被激活生成盐酸和次氯酸，后者又分解为盐酸和新生态氧。新生态氧有极强的氧化作用，可以杀菌、消毒、灭藻，而盐酸电离后生成了氯离子和氢离子。这样，原来极易和有机物生成三氯甲烷的游离氯变成了氯离子，与水中的钾、钠、钙、镁等金属离子结合成钾盐、钠盐、钙盐、镁盐。有害的余氯变成了无害的金属盐了，自来水在保留原来一切优点的基础上克服了不足，提升了质量，使普通的自来水十分方便的被改造成为完全可以生饮的好水。

(3)水的渗透力和 pH 值等发生了显著改变：水被磁化后，水分子键发生了角度和长度的变化。氢键角从 105 度减少到 103 度，从而使其理化特性发生了一系列变化。

①水的活性、溶解性可提高 30%以上，各种营养素被水溶解得更多了，这对提高吸收率十分重要。

②水中的碳酸钙($CaCO_3$)、碳酸镁($MgCO_3$)在蒸煮过程中被分解成松软的物质碳酸氢钙[$Ca(HCO_3)_2$]、碳酸氢镁[$Mg(HCO_3)_2$],它们不易在壶壁上积存,极易被水带走,从而达到除垢的效果。

③水被磁化后,酸碱度发生变化。pH值向碱性方向上升0.4%~1%。

④水的表面张力提高,导致蒸发速度提升,也就是在煮沸时容易烧开,有较好的节能效果。

⑤磁化对水能起到软化作用,可改变生活洗涤中使用洗涤剂的消耗,提高洗净度,节约用水,有利于环保。

⑥自来水经过磁化的六大特征。

- 污染小。
- 水中含有适当比例的无机盐及微量元素。
- 呈弱碱性。
- 小分子团水渗透力强,溶解性好。
- 负电位,能清除体内多余氧自由基。
- 含有适量的氧(5mg/L左右)。

三、好　水

北京爱迪曼生物技术研究所针对多种水源进行了水样分析研究,发现冰川泉水、南极水、无污染的真正泉水比自来水、纯净水和某些矿泉水具有显著的生物效应。前苏联研究人员用极地雪水分别浸泡萝卜和小麦种子,发现其最终产量较之使用普通自来水浸种的产量大大的提高了，萝卜提高了23%，小麦提高了56%；而饮用冰川泉水的猪的重量增加了30%。

世界长寿地区的人不仅平均寿命长，而且代谢性疾病的发生率也比城市人低，其中一个很重要的原因就是当地有很好的泉水。

(一)好水的条件

根据专家多年研究显示，好水应该具有浊度低，滋味好，无机盐丰富，硬度适中，水中钠、酸碱度适中，能态高，半幅宽窄，氘含量要低，氧化负电位低等优点。

1. 浊度

浊度是度量水中不同大小、比重、形状的悬浮物、胶体物质和微生物等微粒的光学效应的指标，是重要的水质指标和物理外观指标之一，也是考核水处理设备净化效率和评价水处理技术水平的重要依据。世界卫生组织(WHO)在制订饮用水质标准时，均将浊度列入其中，如我国《生活饮用水卫生标准》、《中国城市供水行业2000年技术进步发展规划水质目标》和《生活饮用水水质卫生规范》都将浊度加以列入。

近些年来，由于饮用水中的一些项目超过健康标准而出现的水质事故在国内外时有发生，给人类健康带来风险。1993年，美国威斯康星州密尔沃基市供水系统暴发隐孢子虫病，造成40万人患病、4 000人住院、50人死亡的严重水质事故。我国的水质事故也时有发生，特别在夏季问题比较多，如自来水浑浊，有颜色，有味道，严重者饮用后伴有腹泻、中毒等症状。

因此，在城市供水管道中，往往会因使用年限长，有些水管中就会出现铁锈，要求在水处理过程中，应重视有效地去除水中的浊度，从而降低水中金属离子的含量。

2. 滋味

水的滋味是判断水质优劣的重要感官指标，也是反应水质好坏的综合指标。优质水应该是水分子团小，活性高，口感格外清冽、甘甜，各种微量元素比例恰当，没有因污染形成的异味。

水的滋味包括三个方面：一是气味。在正常情况下，水的气味很淡，但水受到污染后，不同的污染物也会造成不同的气味。二是味道。水的味道受到水源地的地层结构、地质状态、无机盐的组成和含量的影响。市场上常见的一些无机盐水就是在纯净水的基础上加入不同的无机盐制成的，因此水的味道也随着添加无机盐的数量和种类的不同而各异，如水中的钠含量较高时，水有咸味。许多地下水，特别是水温比较高的水，通常硫酸盐含量比较高，这种水的味道就有些苦味。当含铁量很高时，水喝起来就有一股铁锈味。当水的 pH 值达到 4 时，水喝起来就感觉有点酸味；反之，pH 值达到 8.5 以上，水就有碱味。三是口感。口感是水的味道中最主要的指标。水分子团的大小对口感有一定影响，一般说水分子团小，口感比较好，入口有甜味；分子团比较大，口感则较差。

3. 无机盐

近代生物化学、生理学、量子化学和结构物理学等科学领域的理论及其研究成果证明，水中无机盐对人体生命与健康来说是不可缺少的，水中的无机盐不能用食物中的无机盐来取代。

水中无机盐是人体的保护元素。人们强调水中无机盐，首先应强调钙、镁离子的含量，它们被医学家称为人体的保护元素，能抵抗其他有害元素的侵袭。

水中无机盐不但具有营养功能，而且钙、镁等离子对保持水的正常构架、晶体结构起了很大的作用，水的结构变化必然会带来水的性质和功能的变化。

水参与机体内所有酶的构成及相应功效，因此水的好或坏，对于人体的物质代谢、能量代谢和生命传递等都有很大的影响。无机盐在人体内还能维持酸碱平衡。体液的pH值为7.3～7.4。去除水中无机盐后，水的pH值一般都在6.5以下，水愈纯净，pH值愈低。pH值在7～8.5的水对于保持和协调人体酸碱平衡有很大作用。无机盐同时还能维持人体内的电解质平衡。纯净水属于低渗水，容易造成人的体液及每个细胞的内外渗透压失调。

国外医学实验报道，没有无机盐的水容易造成体内营养物质流失，而且不利于营养物质的吸收和新陈代谢。水中无机盐呈离子态容易被人体吸收，而且比农作物中的无机盐吸收快。通过同位素测定，水中无机盐进入人体20分钟后，就可以分布到身体各个部分。

水中无机盐应可满足人体每天所需矿物质的10%～

30%。所以好水应该满足人体所需无机盐的量。但是反过来说,含有无机盐的不一定都是健康水。因为健康饮用水的概念不仅是健康和维持生命,更重要的是要体现对人体的保健功能和很强的生理功能。当然,不是所有含有无机盐的水都具有相同的生理和保健功能。科学实践证明,自来水和矿泉水中都含有丰富的无机盐,但其生理功能和生物效应却有所不同。自来水行业的著名专家沈大年先生在一次会议上讲过,“自来水是安全水,但不是理想水”。

4. 硬度

水中所含钙和镁的总量($Ca^{2+}+Mg^{2+}$)称为水的总硬度。

水中钙镁的重要性越来越被人们所认识。20世纪90年代对心血管病的发病率进行的流行病学调查发现,水中的钙和镁与心血管病的患病率呈正相关。因此进入21世纪,世界上的许多标准都制订总硬度或水中钙和镁的最低保证值。饮水中的钙和镁直接地或间接地对健康具有显著作用,一般认为水中的钙和镁含量分别应在20~30毫克/升和10毫克/升以上。

关于水的总硬度,著名水营养学家、我国水生理科学的拓荒者、世界水文化研究会会长李复兴教授经过多年研究和流行病学调查认为,健康水的硬度应该为50~100毫克/升比较合适,最高不得超过450毫克/升,最低不得低于30毫克/升。

世界卫生组织认为,水质标准中应当明确规定钙的最低含量，并认为水中钙的含量应当在20毫克/升以上，人体缺钙和镁后会引发骨骼疾病、心血管疾病、2型糖尿病、肠癌等。

按照世界卫生组织的饮水推荐量来计算，如水中的钙为50毫克/升，则女性每日可从水中补充的钙（毫克）$=2.2\times50=110$毫克/升，每日饮用含有50毫克/升钙的水就可以满足人体11%左右的钙的需要量。所以，水是一个很好的钙的补充剂，而且平时要多饮高钙水。

人体所含的镁元素是细胞内仅次于钾的第二重要的阳离子，是人体内合成过程必不可少的，与细胞DNA的稳定及骨骼矿化有关的元素。镁缺乏和心血管病导致的猝死有一定的关系。从世界卫生组织流行病学调查报告中可以看出心血管病的患病率与水的硬度成负相关。在软水地区，心血管病的病死率和猝死率比硬水地区高10%～30%，通过饮水摄入的镁对心脏具有保护作用，从而降低心脏病引发的猝死率。由此可知，水中的镁对人体是很重要的。

果仁类、绿叶菜、谷类和海产品中的镁元素含量都比较高，如果用软水煮沸这些食物，则有释放镁的趋势，而改用硬水则镁的损失很少。

5. 水中钠

体液中包括四种重要的阳离子：钠、钾、钙和镁。水中的钠（Na^{+}）和钾（K^{+}）是维持人体细胞内、外液电解质平衡的主要无机盐。钠大部分存在于细胞外液和骨骼中，而钾主要存在于细胞内液。

水中不能没有钠，但不能过量。研究表明，钠元素与心血管病有关，中老年人每日摄入钠的量必须控制。每人每日最少需要钠 500 毫克，美国心脏协会建议每日钠含量不得超过 2 400 毫克。美国 EPA 软水标准中，水中钠含量不得超过 60 毫克/升，特殊体质的人最好保持在 20 毫克/升以下。

6. 酸碱度

水的酸碱度均用 pH 值表达。而关于水中的 pH 值的界定，世界卫生组织在 2006 年饮水标准第三版修订本中，认为宜控制在 6.5～9.5。我国已出台的生活饮用水水质标准中，水的 pH 值定为 6.5～8.5。当然，水中的 pH 值越接近人体血液的 pH 值越好，人体血液中的 pH 值为 7.35～7.45。研究发现，每当人体血液中 pH 值下降 0.1 个单位，胰岛素的活性就下降 30%，所以有人认为糖尿病特别是 2 型糖尿病不是因为胰岛素分泌少，而是由于人体血液由碱性降至偏酸，致使胰岛素的活性下降所致。

糖尿病是典型的营养代谢障碍病，是糖类、蛋白质、脂肪代谢紊乱性疾病，代谢的紊乱更容易使人体产生酸性代谢物，从而影响人体血液 pH 值的稳定，由碱性渐渐偏酸。

为了延缓衰老，现代人开始重视饮水的健康，并提倡喝弱碱性水，也就是 pH 值为 7.1～8.5 的好水。

7. 水的能态

在物质世界里，每一种有生命或无生命的物质都是由热能构成的，同样水也具有热能，所以水的能态是水的基本属性。

自然界的水不是以单一水分子（H_2O）的形式存在的，而是由若干水分子通过氢键作用而聚合在一起，形成水分子簇，俗称“水分子团”。水分子团小的谓之小分子团水，而小分子团水又可称为高能态水，即处于高能状态下的水。高能态水呈小分子团时极易被人体细胞吸收，水的生理功能强，这种水因而也被称为活性水。

当人体每个细胞充满高能态水，即充满生命源水时，更易发挥水在细胞内物质代谢、能量代谢等活动中的作用。

由于每个人体质、生理状况不同，所具有的能量状况也不会相同。高能态水所具有的能量波动与不同人当时的能量波动不会完全相同，因而高能态水对不同人所产生的生物、生理功效也不会相同，甚至个别人由于水土不服，喝水后口中会发苦或产生腹泻甚至变态反应等。当出现这种情况时不用害怕，这只是个别人会发生的现象，待适应后不良反应就会消失。

8. 半幅宽

水分子团有大有小，一般自来水的水分子团是由12～13个水分子形成的水分子簇，谓之大分子团水。前述功能水一般都是由6～7个水分子形成的水分子簇，被称为小分子团水。至于水分子团到底有多大，近年来越来越多的研究表明，可利用^{17}O-核磁共振谱的半幅宽（频率）来表示。一般说谱线越宽，水分子团越大；谱线越窄，水分子团越小。

北京爱迪曼生物技术研究所经过两年的生物学实验，证明了水的半幅宽影响生物对水的利用率，即半幅宽窄，则利用率高。从实验结果可以看出，水中有机污染物不但直接对人体产生危害，而且明显地增加了水的半幅宽，降低了水的利用率和生理活性，潜在的影响了人体的健康和生命质量的提高。实验结果还显示，在纯净水中添加钠、钾、镁三种阳离子和氯、硫酸根离子对水的半幅宽的影响是：随着钠离子的增加，水的半幅宽增加。因此，在纯净水中加入含钠的盐类来调整水的 pH 值，就会增加水的半幅宽。

从 20 世纪 90 年代开始，科研人员用^{17}O-核磁共振仪对水的分子团的大小进行定性的测定，特别是日本、美国和我国台湾省等对各种水进行半幅宽的测定发现，国际上认定的长寿村水、天然优质水的半幅宽≤100 赫兹，而自来水、受污染的泉水、雨水、蒸馏水、井水、家庭饮用水、实验室自来水、反渗透水的半幅宽一般都在 100 赫兹以上。

李复兴教授通过水分子团大小与生物医学相关联功效实验结果分析认为，半幅宽≤100 赫兹的水均可称为小分子团水。

9. 水中的氘含量

众所周知，自然界里存在的水一般由 2 个氢原子和 1 个氧原子组成(H_2O)，但氢原子有质量不同的 3 个同位素。质量为 1 的是氢(H)，与氧组成的水(H_2)叫轻水；质量为 2 的是重氢(D)，也称氘，与氧组成的水(D_2O)叫重水；把氢(H)、重氢(D)与氧组成的水(HDO)叫半重水。目前，自然界的水中，重氢(D)的含量约为 150ppm。氢原子质量为 3 的是超重氢(T)，也称氘。

采用非常先进的高科技制造技术，把自然界水中的重氢(也称之为氘)去除，降低了自然水中重氢(氘)含量的水，被称为超轻水。

研究结果表明，氘对生命体的生存发展和繁衍是有害的，在水中不论氘的含量多少对生命体都是有毒的。而生命机体对氘没有任何抵御能力，一旦进入生命体后很稳定，很难代谢出去，而且结合力很强，容易与机体内的生物大分子结合，使这些生物大分子失去活性或功能。在体内有累加作用，所以含高的氘对人体的遗传、代谢和酶系等有不良影响。氘的含量越高，对生命体的毒害就越大，因此包括人在内的各种动植物生命体始终都在受到不同程度的氘毒害，只不过它们现在对于自然界中的 150ppm 比值的含氘量已经产生了适应性。

有资料表明，喜马拉雅、俄罗斯的高加索、安第斯的威尔卡班巴等长寿村的重氢浓度都比普通的水低 10～15ppm。虽然这里的太阳辐射较高，但没有癌症发生。饮用超轻水可以保护 DNA 免遭破坏，促进 DNA 修复。

因此，氘氧轻水是“生命之水”的“圣水”，氘氧重水则是危害和毁灭生命的祸水。水中含氘量的多少对生命体进退存亡起着决定作用。

由于特殊的制造过程，超轻水的分子团已变成一个更稳定的高能态结构。经^{17}O-核磁共振分析证实超轻水的分子团半幅宽较一般的纯水窄 50%以上。这些较小的分子团在身体内部移动穿越比其他的水更迅速有效，更容易被细胞吸收，使人们的身体更快更有效地补充水分。

前苏联的研究表明，水中氘的含量越高，水的生物活性就越低；水中氘的含量越低，水的生物活性就越高。

中国科学院兰州冻土研究所用冰川水进行试验，结果显示，人饮用冰川水 3 个月，胆固醇和三酰甘油明显降低，高脂血症得到缓解，其原因就是冰川水中的氘含量低于普通水。据研究，达古冰川水是目前所测定的氘含量最低的水。

10. 水的氧化电位

氧化反应贯穿于人体整个新陈代谢中，只要有新陈代谢活动，人体内就产生自由基。人们不停地从外界吸收氧气，并将氧气通过血液循环带给每个细胞，而细胞内的微型“加工厂”线粒体制造能量就是通过氧气将葡萄糖“燃烧”来实现的。除了体内氧化反应产生氧自由基之外，人们还常把外界产生的氧自由基引入体内，如吸烟产生大量的氧自由基，还有太阳辐射、环境污染等。

氧自由基每时每刻在威胁着人体健康，是造成人机体老化、高血压、动脉硬化、癌症、酸性体质及慢性病的元凶。

所以，要清除自由基对人体的伤害，就应抑制氧化反应，或者说还原氧化反应。这里所指的“抑制”，或“还原”的能力是用氧化电位来表示。一般饮用水的氧化还原能力均为正值，如自来水氧化还原能力的电位为＋450～＋650 毫伏，瓶装水、罐装水等氧化还原能力的电位是＋200～＋400 毫伏，实际是不具备还原性。而含有高热能的小分子团水具有良好的还原作用。人工制备的各种小分子团水，其氧化还原能力，即氧化电位为－150～－200毫伏。有的资料显示碱性电解水带有－150～－500毫伏的负电位。低的氧化电位具有还原性，可消除体内过剩的自由基。因此，喝氧化还原电位低的小分子团水能有效清除氧自由基，抑制体内氧化作用，从而能防病、抗衰老，进而可防止对人体组织的损害，使身体恢复健康。

（二）好水的特性

1. 利尿

喝好水很容易，也很快就会排尿。

2. 排汗

容易排汗，保持体温不致过热。

3. 松弛和镇静

身体缺水会导致精神紧张和头痛，喝好水能起到松懈身心的作用。

4. 促进脑部和腹部的血液循环

振奋精神，不会昏昏欲睡。

5. 稀释和溶解体内毒素和物质

减少毒性，促进排毒效率。

6. 促进体液的渗透力

营养和废物能够更容易进出细胞和组织。

7. 促进细胞的代谢功能

人体的每个细胞都得吸收养分，同时排出代谢后的废物，否则就会中毒和死亡。

8. 促进排泄（排毒）功能

排便、流汗都是人体的排毒现象。

第七章　磁化水与疾病防治

磁化水的一些物理特性变化后，引起相应的生物学效应，因而对人体有着不同的作用。经大量实验和临床观察，发现磁化水有许多治疗作用。虽然处理水的磁场强度不同，所得磁化水的生物效应不同，但用中等磁场强度处理的磁化水，其生物学作用和治疗作用有下述几方面。

一、磁化水与细胞健康

美国雷德蒙·费朗西斯在《选择健康》一书中指出：世界上并无成千上万种疾病，只有一种疾病，那就是细胞代谢时出了问题。“任何一个人只要很好照顾好你身体的每一个细胞，疾病就和你无缘”。鉴于水和细胞代谢的关系，他又提出：“会选择水的人，水对人的健康是十分有利的；不会选择对身体能产生很大的伤害。”

（一）磁化水可维护细胞健康

因为人体是由 60 万亿～100 万亿个不同细胞构成不同组织，不同组织构成了不同器官，相关器官组成八大系统，从而才成为一个完整的人，具有人的各项功能。这就告诉人们，人是由一个个极其微小的细胞组成的。人的生命所有功能最终都是通过 60 万亿～100 万亿细胞来体现的。

人体内的水分称为体液，它是由一定比例的水和溶解于其中的多种元素和电解质所共同组成的。体液在人体内分为细胞内液和细胞外液，后者又分为血管内液和组织间液，除骨细胞外，大多数细胞内液都占细胞总量 80％以上；同时每个细胞又被细胞外液所包围，所以细胞的生存每时每刻都离不开水。新陈代谢是细胞能个体生存、繁衍的前提，细胞是人体新陈代谢的基本单位。而在细胞中，水又肩负着运输胃肠道吸收并经肝脏再加工的各种营养素。呼吸系统吸收的氧气，在新水（细胞外液）携带下，由细胞膜的水通道进入细胞，参与细胞代谢，促进细胞生长发育，使人的细胞更具活力；陈水（细胞内液）通过细胞膜水通道离开细胞时将带走各种废物，最后以尿、汗等排泄物排出体外，避免了细胞因中毒而丧失功能。如果人们常年饮用自来水或其他大分子团水，因其渗透力差，较难进入细胞，营养送不进去，代谢的废物排不出去，久而久之，很多细胞就会因“饥饿”或因废物堆积过多而丧失功能，细胞的这种改变就是人们患各种疾病的最根本原因。相反，如人们能常年饮用磁化水，即小分子团水，由于其渗透力强，容易进出人体细胞膜的水通道，顺畅的输送营养物质和氧气就会获得健康和长寿。

（二）药物是通过水的作用起到治病功效的

当前，在传统医学理念的支配下，一旦人体有病，都是去求助药物。药物为什么能治病？最新科研成果提出是微量的药物改变了占人体总重量60%以上水的分子团结构，水才能改变细胞代谢，达到治病的效果。日本的水专家林秀光先生说：美国亚逊公司制造的药物哈鲁西翁，成人每次服用0.25毫克，便起到很好的催眠作用。这种药最终在人体内的浓度约为0.000 000 006克，也就是1千吨水只含6克，这么低的浓度却能发挥这么大的效果，核心问题是微量的药物改变了水的结构。由此可知，即使是药物治疗了人体的疾病，水的功劳也是不可磨灭的。

所以，无论是用水治病，还是用药治病，只要人们能常年饮用磁化水，就能保证人体细胞的健康；就能充分发挥药物医治疾病的效用，使人体健康长寿。

二、磁化水与心脏病

(一)心脏病的发作与喝水有关

心脏病的患病率一般以老年人居多，位居第二位的是儿童。

老年人由于肾脏浓缩功能减退，排尿带出的水分增多，或是夏天出汗过多等，都可能导致体内缺水。缺水与心脏病发作有千丝万缕的联系。心绞痛与心肌梗死多在睡眠中或早晨发生。除了夜晚迷走神经紧张性增加使冠状动脉痉挛等因素外，还由于经过一夜呼吸、出汗、排尿，体内经过浓缩形成血栓，使血管闭塞，导致心肌出现急性供血不足或局部心肌坏死。因此,老年人要定时定量喝水、补水,尤其睡前适量喝水可减少心绞痛、心肌梗死的发生。

心脏病是一种麻烦而痛苦的病症,适时预防和护理是至关重要的。心脏病的患病率一般夜晚偏多,但导致的原因跟白天所喝的水的多少有直接的关系。所以,无论是正常人还是心脏病患者都要注意白天的饮水量。一般来说,晨起先饮水,对身体既是一次及时的补偿,又是一次有效的净化,这已是医学公认的健康生活习惯。

美国加州大学的研究者发现,每天喝水 5 杯(每杯容量 250 毫升)以上的妇女比那些每天喝少于 2 杯的妇女的心脏病的病死率低 41%;大量喝水的男性的病死率比不喝水的男性降低 54%。

(二)清晨一杯磁化水安全无恙

清晨,胃内食物已经排空,随着身体的运动,水在胃内如同清洁剂荡涤着胃壁的残渣,病原菌因此无处安身,难以生成致病的群体,失去了兴风作浪的机会。即使有炎症的胃壁,经过每日清晨的洗涤也会减轻症状。水在胃内做短暂的停留,除少量被吸收外,80%以上的水在小肠内被吸收进入血液循环。新饮进的水约经过 21 秒钟*就能到达身体的每一个角落,促进全身的吐故纳新。

首先,饮进的水能洗涤机体,清除污染。环境污染对人体的危害是在不知不觉中进行的。种类繁多的有害物

* 引自陆敏著《水是最好的药——这样喝水最健康》一书。

质，有的通过生物链的连锁反应和浓缩积累，最终进入我们一日三餐所必需的粮、菜、果和肉、蛋、奶中；有的通过呼吸道和皮肤直接侵入人体，在人体内蓄积造成潜在的毒害。晨起饮进的水能有效地清除这些污染物质，保证细胞的新陈代谢。

其次，饮进的水能滋润身体，稀释血液，降低血黏度，有效地避免心脑血管病患者发生意外，预防心脏病和脑卒中；能稀释尿液，使积蓄一夜的固体毒物溶解于尿液中排出体外，既冲洗了尿道，预防尿路感染，又可预防尿路结石，还能及时排出致癌物质，避免膀胱癌的发生；保持皮肤滋润而富有弹性，保护皮肤，达到美容的目的。

（三）中外实验证实喝磁化水（小分子团水）有助于心脏病治疗

我国医学科学家早在20年前就采用小分子团水和天然水分别饲养哺乳动物小白鼠、兔等做实验，同时饲喂高脂餐，自由饮食。结果发现喝小分子团水的试验组血脂正常，动脉内壁干净，血红细胞分散不凝聚；而喝天然水的对照组形成高血脂和动脉硬化，红细胞凝聚成团，血黏度高。

欧洲的科研机构研究了喝富钙、富镁（离子）水和饮低钙、低镁（离子）水的不同国家心脏病的患病率，发现希腊、意大利、葡萄牙等国家因饮水中钙、镁离子高，其心脏病患病率、病死率，明显低于居民饮水中钙、镁离子低的芬兰、瑞典、丹麦等国家。

磁化水不仅是小分子团水，而且是原自来水中钙、镁等离子完全保留的水。是可以防治各种心脑血管病的好水。

沈阳有一位67岁的老人，患有高血压、高血脂、血液黏稠的“三高症”。2004年9月份他喝磁化水前，去医院化验，血流变学显示七项指标超标。喝2个月的磁化水后，他又去化验，血流变学指标全部正常了*。

三、磁化水与糖尿病

(一)人体胰岛细胞组成及其功能

胰岛由四种细胞组成：α细胞占胰腺细胞总数的20%左右，分泌胰高血糖素，可以促进糖原分解，升高血液中葡萄糖的含量；β细胞约占细胞总数的75%，能分泌胰岛素，使血液中葡萄糖转变为肝糖原，可降低血糖；PP细胞数量很少，功能目前尚不清楚；δ细胞较少，约占细胞总数的5%，δ细胞能分泌生长激素释放抑制因子，抑制α细胞和β细胞的分泌功能。

胰脏能够调节周身对人的需求，以及在消化食物和运送血液时必须调动周身足量水分来配合完成它的工

* 引自韩忠田、韩笑冬编著《磁化水与健康长寿》一书。

作。如果身体长期缺水或饮水不足，就会阻止胰液、胰岛素的分泌，从而可能引发糖尿病。

（二）长期生饮磁化水能辅助治疗糖尿病

糖尿病患者的血糖过高时，从肾小球过滤的葡萄糖超过了肾小管对葡萄糖再吸收能力，致使大量葡萄糖溶解在尿液中，带走了大量的水分，产生渗透性利尿。水分丢失使糖尿病患者感到口渴，所以糖尿病患者多饮多尿的原因是由于血糖升高，产生尿糖，引起失水，导致血浆渗透压升高，出现口渴，于是多饮水。糖尿病越严重，多饮多尿症状就越明显。

健康人只要长年饮用磁化的小分子团水，身体的各项功能，包括胰腺的胰岛素分泌功能不易失调；而糖尿病患者只要认真长期饮用磁化水，配合药物、饮食、运动等治疗，病情会逐渐缓解，药量渐减。其理由是：

（1）小分子团磁化水能较快改变细胞的代谢状态，有很好的激活细胞的功能。胰腺β细胞被激活，是从根本上治疗糖尿病。

（2）磁化水是弱碱性水，对于改变糖尿病患者偏酸性体质大有好处。糖尿病患者在饮用磁化水期间应注意多吃碱性食物，如瓜果、蔬菜、豆制品、乳制品、海带等；鸡、鸭、鱼、肉、蛋、米、面、油、酒等为酸性食物。经过几个月的调理，身体的体液会向弱碱性转化。研究发现，糖尿病患者体液由偏酸性向弱碱性方向提高0.1，胰岛素活性将提高30%～35%，这对于稳定血糖是十分重要的。

(3)坚持长期生饮磁化水就会收到较好的补钙效果，钙对于改善胰岛素β细胞的代谢状态，提高胰岛素控制血糖的能力也很重要。

(4)糖尿病患者多饮磁化水，还有预防泌尿系感染，增加血容量，改善血液循环和微循环等效果。只要没有发展到肾功能不全，多饮水，尤其是磁化水，对稳定病情是大有好处的。

(5)坚持生饮磁化水也会收到较好的补钙效果，对于改善胰岛β细胞代谢状态，提高胰岛素控制血糖的能力也很重要。

四、磁化水与高血压

(一)高血压病病因之一是身体逐渐缺水

血压是血液通过动脉时的压力。血压可分为舒张压和收缩压。按照世界卫生组织建议使用的血压标准是：

正常成年人收缩压应小于130毫米汞柱，舒张压小于85毫米汞柱。如果成年人收缩压大于或等于140毫米汞柱，舒张压大于或等于90毫米汞柱为高血压。

血压值在上述两者之间，亦即收缩压在130～139毫米汞柱，舒张压在85～89毫米汞柱，为正常偏高血压。诊断高血压时，必须多次测量血压，至少有连续两次舒张期血压的平均值在90毫米汞柱或以上才能确认为高血压。

引起高血压的原因不止一个，但从科学的角度来解释，最常见的原因是身体逐渐缺水。这种类型的高血压可以称为“原发性高血压”，患有这种高血压的人群中，相当大的一部分是通过服用某些药物来解决身体缺水状态的。他们没有意识到，这种症状与每天饮水量不足或者摄入不适合的液体有关，坚持服用药厂生产的某些药品只会缩短他们的寿命。

（二）每天喝足磁化水可改善病情

美国F·巴特曼医学博士在他的《水这样喝可以治病》一书中说：“我们确信，血压逐渐升高是身体长期缺水的标志。”“身体不会使多余的水保存在组织中，使之成为‘蓄水池’，并在需要时把水分进行过滤，注入组织的活性细胞中——这也是一旦身体长期缺水，就会导致原发性高血压的原因。”要避免这一症状，你每天需要喝足够量的水，这样尿液的颜色就会变淡。

高血压是世界最常见的心血管疾病，常引起心、脑、肾等脏器的并发症，严重危害着人类的健康，因此提高对高血压病的认识，对早期预防、及时治疗有极其重要的意义。据统计，约有1.6亿中国人都有高血压的问题，北京有将近300万的高血压患者。对于大部分高血压患者，医生会给予药物去解决身体缺水所引起的症状。然而除非这些患者能真正了解他们的病情与饮水不足或错误选择饮品之间的关联性，否则在其日益缩短的寿命中都将离不开药物。

高血压虽然被列为医学界的顽固疾病，不过只要让人体保证充足的水分，高血压还是能预防和医治的。

五、磁化水与癌症

（一）癌症的成因与喝水少有很大关系

癌症的病因十分复杂，确切的原因尚未十分明了。但科学研究的事实告诉人们，癌症发生与人类的外部环境和内部因素有着非常密切的关系。外部环境包括化学的、物理的和生物等方面；内部因素则主要指机体的素质，包括年龄、激素、代谢、免疫及遗传等方面。

人类大约有 3/4 的癌症是由于外部环境因素引起的，主要是烟草、食物、感染及有机化合物、放射线等。在这些因素中，饮水、吸烟、不健康的饮食及缺乏积极的体育锻炼等较之于食物、空气污染对于个人患癌症的影响更大。

水是健康的根源，也是身体健康报警的关键因素。人们无意识的缺水，是身体的疼痛和包括癌症在内的疾病的主要原因。缺水导致身体生理机制迅速被破坏，由此产生的病理机制是导致癌症的重要原因。人体就像一座化工厂，它以充足的水分和营养物质为基础，每天都在发生着复杂的化学反应。如果身体水分不足，不仅难以维持高效率运转，而且还会使时刻进行的大量化学反应发生紊乱。在这种情况下，人体就会形成新的不正常化学反应，进而导致疼痛、疾病和过早死亡。癌症的形成，正是这一系列化学反应的结果之一。

人体缺水和DNA遭到破坏的关系为：每一个细胞在化学反应过程中，都有产生某种高酸性副产品的趋向。水能够将细胞内的这些酸性物质清洗掉，并带到肝脏和肾脏加工处理。如果细胞内部没有足够的水循环，细胞的酸性物质就会逐渐破坏细胞核内DNA的转化模式，一段时间后，细胞就会永久性遭到破坏，产生异常，甚至可以自行复制细胞。它们自行复制的趋势甚至无法控制，从而使细胞复制始终处于激活状态。正因如此，癌细胞才会发展为一个个硬块，侵蚀附近的组织，干涉组织的正常功能。

（二）磁化水是防治癌症最好的天然药物

如果人们希望借助水预防和治疗癌症，就必须为人体提供适当的营养成分，消除那些可能耗尽身体营养储备的代谢机制。另外，还要确保身体的化学环境偏碱性状态。如果身体越来越呈现酸性，就会产生癌细胞。科学研究发现，当饮用水是硬水时，癌症发病率就低。饮水不洁导致癌症，这是科学家普遍公认的。饮用水中那些真正有助于人们防止癌症的积极东西到底是什么？关于这方面的研究，专家们集中在水的4个因素上：TDS、硬度、pH值和二氧化硅。研究发现，饮用水有中等含量TDS（大约300毫克/升），属硬水、偏碱性（pH值＞7），并含有15毫克/升的二氧化硅，那么癌症的死亡人数就会减少10%～25%。

另一名科学家Sauer也发现了二氧化硅和癌症之间的关系，也就是含二氧化硅越高，患癌症的人越少。此外，他还指出，当水是硬水时，癌症患病率就低。因此，喝高 TDS* 和高硬度的水，心脏病和癌症的死亡率就低。还发现：饮用水的 pH 值偏碱性是另一个降低癌症病死率的关键性因素。细胞组织缺水是癌症病人的普遍现象，如能使细胞吸取充足的水分则病人容易康复。但一定要喝好水、健康水，即小分子团水。

防癌和治癌的重点是恢复人体内水的平衡，以及补充细胞所需无机盐营养成分。吃进干净的食物、喝干净而健康的水和呼吸无污染的空气是非常重要的。饮用水所含物质和酸碱性的比例不同从而导致患癌的比例也不同。所以说饮用水的好坏与否也是抵抗癌症的关键。

日本的 Yoshitaka Ohno 医生研究发现，癌症、老年痴呆症、多发性硬化症、高血压、哮喘和糖尿病，水是治疗的关键因素。

六、磁化水与关节疼痛

(一)关节疼痛与水的关系

关节疼痛是一种症状，风湿性关节炎、类风湿关节炎、骨关节炎、痛风性关节炎、关节型银屑病都有关节疼

* TDS 是指水中溶解性总固体。它的溶解物杂质含量值越大，说明水中溶解物杂质含量越大。

痛的症状。其实导致这些疼痛的真正原因是关节软骨表面缺水引起的。关节疼痛是身体局部缺水给予病痛者的提示信号。

关节软骨含水量很高。所有的骨关节必须在水的滋润下才能活动自如。没有水的润滑,后果不堪设想。

众所周知,骨头的主要成分是钙。制药厂家经常宣传关节疼痛先补钙,就是要增加骨头的钙质,补充人体各骨关节钙的流失量对健康也很重要。但人体吸收的钙都是通过水的电解转化成骨头能接受的物质存储起来,以满足骨细胞的生成和代谢的需要。

由于新陈代谢的作用,人体几乎每分每秒都有细胞死亡,同时产生新的细胞来替代。而水直接参与细胞的生成、代谢过程,没有水几乎没有办法产生新的细胞。水在参与这一新陈代谢的过程中,优先将自身连同电解的钙质一同分送到软骨组织中,这样人的身体在代谢中才会更加健康。如果水分不足,软骨为了满足自身的运动需要和细胞代谢把关节囊中的血液吸收占为己有,关节囊中血液的缺失便会用疼痛这一信号传递给人体感觉神经。

(二)腰痛背痛关节痛源于人体缺水

身体长期慢性缺水表现出的头痛、背痛、腰痛及全身性的轻微疼痛往往被忽视,以为没什么大不了,人们这种轻视往往导致严重的后果。其实腰痛、背痛、关节痛通常都是缺水的表现,身体缺水或脱水导致椎间盘没有足够的水来润滑而产生摩擦,这种摩擦的表现形式就是疼痛。

法国医学专家推断，每天饮 2 500 毫升以上的水可防止或减轻腰椎病。这是因为人体上身重量的 75%都是由椎间盘中心的水来缓冲，而身体重量的压力又不断将水从椎间盘中挤出来。如果喝水太少，椎间盘就失去了其缓冲的作用，造成腰痛和椎间盘疾病。

(三)颈椎疼痛与喝水少有关

人们身体内的水除发挥应有的功效外，还起着润滑骨关节、脊椎，支撑人体重量的作用。但水在颈椎关节间的润滑作用只有通过运动才能体现出来。长时间的静坐会让颈椎内的水分积留在一个地方，颈椎其他部位就会形成一定的真空，而且缺水的颈椎各环节因为没有水来润滑而逐渐干燥，当这种干燥持续一定时间后再去运动时干燥骨骼因碰撞产生疼痛。如果适当地摇摇头或运动一下颈椎，这种疼痛会逐渐减缓，原因就在于运动中积留在一个部位的水分被输送到了形成真空的部位，颈椎间的关节被润滑，干燥消失了，疼痛也随之减轻了。

(四)喝下 3～4 杯磁化水头痛可减轻

头痛是一种常见症状，根据英国一项调查的统计数字显示有 85%的人在一年之内最少会头痛一次，也有 38%的成年人将会在两个星期之内遭受到头痛困扰。所以说头痛是常见病，由于紧张、疲劳、饮酒等原因造成的头痛经过休息、饮水之后可自行消退。

研究发现，头痛病人也可像颈椎病患者一样从多饮水中受益。头痛门诊研究发现，将近 1/4 的病例与一时饮水过少有关。为减轻症状，患者须喝下 3～4 杯水，最好是磁化水。每天喝 2 000～2 500 毫升水的人，可将头痛几率降低 60%。

七、磁化水与痛风

痛风患者主要是由于血液中的尿酸浓度增高，尿酸结晶增加并堆积在组织中，如手、脚趾的第一关节等，从而引发红、肿、热、痛等发炎症状。若痛风病人每天能饮用大量的磁化水，就可促进尿酸排泄，使痛风症状逐渐逆转，趋于痊愈。

磁化水与普通水相比，其溶解力、代谢力发生了很大改变，每 100 毫升普通水只能溶解 11.7 毫克尿酸，而磁化水能溶解 21.3 毫克尿酸。所以，已患痛风的患者在治疗期间只要大量饮用磁化水，力争每天尿液保持在 2 500～3 000 毫升，通过加大尿酸排泄，痛风症状在较短的时间内就能逆转痊愈。哈尔滨市有一位 60 多岁的老人患痛风多年，十分痛苦，犯病时，没人搀扶不能上下楼，喝了几个月磁化水后，不但症状消失了，而且还跳起了舞蹈。

八、磁化水与结石

(一)磁化水可预防和治疗尿路结石

尿路结石是泌尿系统的常见病之一。结石可发生于尿路的各个部位,但多数原发于肾和膀胱。夏天是尿路结石发生的关键期,病人比平时增多20%左右。结石的形成是人体极度缺水或脱水产生的。这种缺水表现在3个方面:一是水和食物中钙质过量,没有足够的水来分解、输送、排除,积聚在肾中形成结石;二是补充水分不足,排尿次数减少,尿酸过浓,造成钙质沉淀,久而久之形成结石;三是肾脏发炎,无法及时将钙质排出体外,日积月累形成结石。要避免肾结石和膀胱结石,最重要的是要多喝水增加尿量,是预防结石形成最有效也是最主要的方法,每天至少要喝3 000毫升水,而且要喝好水、健康水,即磁化水。因为磁化水有很强的溶解力和渗透力,在磁化水的作用下,含钙结石的 $CaCO_3$ 和 $MgCO_3$,能一层一层溶成 $Ca(HCO_3)_2$ 和 $Mg(HCO_3)_2$ 颗粒。坚持饮用磁化水,大部分结石会发生疏松、碎裂、溶解等改变,随尿液全部排出体外。

临床应用磁化水治疗尿路结石的报道较多,而且取得较好效果。上海市华山医院理疗室应用磁化水治疗尿路结石105例,有效68例,有效率61.9%;其中结石排出27例,结石阴影消失21例,合计48例,占45.7%。武汉市第八医院治疗 122 例，有效 111 例，有效率 91%；其中结石排出 94 例，占 77%。湖北省随县人民医院报道，治疗 144 例，有效 107 例，有效率 74.4%；其中结石排出 50 例，结石阴影消失 39 例，共 89 例，占 51.8%。

(二)磁化水可预防和治疗胆结石

胆结石也是一种常见疾病，其发生常与胆汁滞留、细菌感染、代谢障碍等有关，但喝水少仍是引发胆结石的主因。胆结石与胆囊炎往往并存，反复发作。

胆结石按其成分可分为胆固醇结石、胆色素结石与混合型结石。混合型结石由胆固醇、胆色素、钙盐等混合而成。以胆色素结石与混合型结石较多见。

使用磁化水治疗胆结石亦有一定效果。有人曾用磁化水和中草药治疗胆结石症 32 例，其中排出泥沙样结石者 27 例，而症状减轻者 31 例，大多数胆结石患者收到了一定的效果。应用磁化水治疗胆石症的疗程较长，一般一年以上，疗程最长的达 18 个月，最短的 2 个月。

(三)磁化水可预防和治疗涎腺结石

涎腺结石的发生常与涎腺炎或异物进入导管有关。腺体与导管均可发生，但导管内发生结石者较多。当结石发生在导管时，常引起导管阻塞，使涎腺分泌的液体不能及时排出，淤积于腺体，使涎腺发生肿胀。涎腺结石以颌下腺常见，其次为腮腺，舌下腺极少发生。

使用磁化水治疗涎腺结石效果较好。专家冯定祥应用磁化水口服治疗涎腺结石 50 例均有效，有效率 100%；其中结石排出者 20 例，排石率 40%，排出的结石最小直径为 1 厘米，最大的直径为 1.8 厘米×0.5 厘米，结石阴影者 3 例，占 6%。此法效果较好，方法简便，没有不良反应，而且不受年龄及身体条件的限制，尤其是不适合于手术取石治疗的患者应用。

九、磁化水与萎缩性胃炎

萎缩性胃炎是慢性胃炎中的一种，病因尚未完全清楚，可能与细菌毒素、食物不当或药物刺激有关。胃镜检查时胃黏膜颜色苍白发灰，色调不均匀，黏膜层变污，有的糜烂或出血，黏膜下血管暴露。有些病人无明显症状，有些病人表现为消化不良的症状，如食欲欠佳、消瘦、腹泻或饱胀感等。

饮用磁化水对萎缩性胃炎可取得较好的疗效。有专家用磁化水治疗萎缩性胃炎 25 例，有效 22 例，有效率 88%；其中显著疗效者 18 例，占 72%。另一专家报道，用磁化水治疗萎缩性胃炎 30 例，有效 27 例，有效率 90%；其中显效 22 例，显效率 73%。

十、磁化水与口腔溃疡

口腔溃疡的发生可能与消化道功能障碍、内分泌紊乱、过敏反应或维生素缺乏等有关。溃疡可以发生于颊、舌、唇及上腭等处，溃疡处有疼痛，溃疡面往往有渗出物覆盖，当受冷、酸、热刺激时，疼痛加重。

使用磁化水含漱治疗口腔溃疡有较好的效果。研究表明，磁化水可以改善血液循环，并对溃疡表面有清洁作用，冲刷溃疡表面的渗出物及覆盖物，有利于溃疡的愈合。有专家使用磁化水含漱治疗口腔溃疡 168 例，近期治愈 135 例，占 80%；显效 13 例，占 8%；好转 10 例，占 6.3%，总有效率 94.3%。有位患者下唇黏膜有 1.2 厘米×0.9 厘米的口腔溃疡，进食及喝水时均疼痛加剧，使用磁化水含漱后溃疡面疼痛减轻，治疗第三天后，症状消失，溃疡面愈合。用磁化水治疗口腔溃疡方法简便，每次含漱磁化水 200～300 毫升，每天 2 次，疗效较好。

磁化水除对上述诸种疾病具有辅助治疗作用外，还对高脂血症、慢性咽炎、十二指肠球部溃疡、便秘等疾病有一定疗效。张盈瑞报道，应用场强 0.3 特斯拉的磁水器、水流切割磁力线 8 次、水流速度 500～600 毫升/分的条件制出的磁化水，进行浸浴治疗汗疱疹、神经性皮炎、手足癣等皮肤病，每次治疗 30～40 分钟收到一定的效果。汗疱疹 30 例，有效 28 例，其中治愈及显效 19 例；神经性皮炎 32 例，有效 29 例，其中治愈及显效 10 例；手足癣 30 例，有效 28 例，其中治愈及显效 22 例。

十一、磁化水与美容

(一)喝好三杯磁化水

磁化水是小分子团水,其溶解力高,渗透力大,分散性好,所以每天足量饮用磁化水,可使人体组织的细胞内外体液充足,避免皮肤干燥,使皮肤富有弹性,让人容光焕发,有利于美容。但要使磁化水对人体美容取得最佳效果,还要讲究喝磁化水的时间和方法:

1. 餐后2小时再喝磁化水

许多现代人习惯喝罐装饮料,不喜欢喝白开水,更不懂得要喝小分子团水,即磁化水。殊不知,一般饮料只是口感好,但起不到具体的补水功效,磁化水不仅补水养颜,而且还具有多种塑身功能,所以人们不仅每天要补充足量的水,而且尽可能补磁化水,尤其是年轻朋友餐后最好生饮磁化水。

2. 起床一杯磁化水

清晨可以说是一天之中人体补充水的最佳时机。因为身体在睡眠状态的时候依然在工作,会消耗大量的水分,早上饮水可以使胃肠马上苏醒过来,刺激蠕动,防止便秘,更重要的是经过长时间的睡眠后血液浓度增高,这个时候补充水分,能迅速降低血液浓度,促进循环。

3. 睡前一杯磁化水

人体在睡眠的时候会自然出汗，在不知不觉中流失水分及盐分，而睡眠的几个小时内，身体都无法补充水分，这就是为什么早晨起床会觉得口干舌燥的原因。因此，在睡前半小时要预先补足水分、电解质，让身体在睡眠中仍然维持平衡状态，同时也能降低尿液浓度，防止结石的发生几率。

（二）饮磁化水注意点

1. 饮用温水

在炎炎夏日，很多人会选择饮用冰水，或特意在水中加冰饮用。其实冰水对胃肠功能不利，而饮用温磁化水特别有助于胃肠吸收。磁化水特别适合生饮，这里所指温水，在夏天可理解为室温水；在冬季室内温度只要在20℃左右，也可以饮用室温磁化水，如室内温度过低，可以稍加温后再饮用。

2. 空腹饮用

只要需要，随时都可以喝水，但从保健角度说，口渴时才饮水，往往只能解一时之渴；如在空腹时喝杯磁化水，在胃内只停留 2～3 分钟便进入小肠并被吸收进血液，继而便可补充到全身组织细胞。所以，餐前喝磁化水，有增食欲、助消化、促吸收，对身体健康所起的作用大。

3. 少量多次

平时，人们往往工作忙，或琐事缠身而疏忽了喝水，长此下去，膀胱和肾都会受到损害，容易引起腰酸背痛，还会引发尿路结石，所以一定要改掉不饮水或少饮水的习惯。健康人为保持体内的水平衡，每日应喝 2 000～2 500 毫升磁化水。但喝水方法应有讲究，不能要不就是不喝，要喝就是狂饮；也不能一次就喝一口或两口；相反应少量多次，亦即饮水和吃饭一样，要“细品慢咽”，不能暴饮。一杯 300 毫升的水，应在 10 分钟左右一口一口地慢饮*。这样才可令身体真正吸收使用。

十二、磁化水与“磁饥饿症”

（一）人与地磁

地球是一个磁化的球体，有一个硕大的磁场，以南北两极为中心发出强大的磁力。在地球上，包括人类在内的所有生物，千百万年来，生活在地磁场环境中，受其影响，饮用受地磁作用不同的水，接受着不同地磁的呵护，从而导致不同区域的人体细胞受地磁作用不一样，抵抗力、免疫力、生命的周期都有所不同，甚至人类居住的地理位置不同，寿命也不

* 引自中国医促会健康饮用水专业委员会主任教授李复兴所撰写的文章“被遗忘的营养素——水”。

一样。

受地磁场的影响，也形成了人体自身的磁场。地球是个大磁铁，人体也可以算作是个小磁场。据测定*，人体胸前的磁场相当于地磁强度的百万分之一；人体各部位，甚至每根神经和每个毛囊，都是强度不同的微弱磁场。它们与地磁场相适应，维持着人类的正常生理活动。人类就像需要阳光、空气一样离不开地磁场。

（二）"磁饥饿症"

由于社会不断进步，物质生活条件得到改善，高楼大厦林立，电缆纵横交错，电脑及电视机，特别是手机信号辐射危害极大，再加上铁管到处架设，火车、汽车川流不息，飞机满天飞等等，各种电磁波的干扰，导致了地球磁力近二百年来减少了百分之十左右，不仅扰乱了地球磁场对人体的正常作用，同时也干扰了人体正常的磁力，导致人们磁场失衡，这种现象称为"磁饥饿症"，也就是说在现代生活中，除了空调病、高楼综合征等文明病，又出现了"磁饥饿症"。

"磁饥饿症"会使细胞因缺磁而加速衰亡，医学研究证明，新生的细胞含磁量为衰老细胞的几倍甚至几十倍，血液因缺磁会失去活性，增加黏稠度，沉积物堵塞循环系统，从而引发血液系统、神经系统、泌尿和消化系统等的多种疾病，出现体质虚弱、疲劳、内分泌失调、抵抗力下降、肌肉酸痛、神经衰弱、记忆力减退及失眠等症状，长此下去则百病丛生，久病

---

* 引自中国建材工业出版社出版江元汝编著的《生活中的化学——环境与健康》。

不愈。生物细胞的活力,全赖磁力的有无和强弱而盛衰。新的细胞是圆形的,含磁量最多;衰老的细胞是三角形的,含磁量最少。年轻人血液中含磁量是老年人的几倍到几十倍,所以年轻人血液黏稠度适宜,活力强;而老年人血液黏稠,活力差,导致心脏负担加重,易患心脑血管疾病。日本有的医学专家甚至认为,人体所有的疾病都是因缺磁而引起的。所以人不能缺乏地磁,更不能离开地磁。

十三、磁化水的饮用方法

饮用磁化水,主要是两个问题:一是饮用量的问题;二是饮水时间的问题。在饮用量方面在此介绍“2.4.8”饮水法;在饮水时间的掌握上推荐“4.4”制。

(一)“2.4.8”饮水法

使用此法饮用磁化水的前提是使用大茶杯,每杯盛水量500毫升。分三种情况:

1. 一般饮水

每天平均2大杯,即1 000毫升。因为人体每天排泄水量为2 500毫升,其中从食物补充1 000毫升左右,体内生理产水300～500毫升,那么为达到体内水的平衡,每天饮水至少2大杯,即1 000毫升,才能维持体内水的平衡。

2. 保健饮水

每天平均4大杯,即2 000毫升。人体每天排出2 500毫升水，直接饮水 1 000 毫升，人体进出水才平衡。因此，日饮 2 000 毫升，就可多出 1 000 毫升的好水进入身体细胞，起到去旧换新的作用。假定体重为 70 千克，则体内含水 50 千克。每天更换 1 千克（相当1 000毫升）的水，这样全部更新至少需 50 天*。水好，身体好。这就是“4”的概念，为日饮水至少 4 大杯（2 000 毫升），能起保健的作用。

3. 治疗饮水

每天平均 8 大杯水以上，即 4 000 毫升以上。如上分析，每日就可以多出 3 000 毫升的好水进入身体细胞。同样假定体重为 70 千克，每天更换 3 千克（相当 3 000 毫升）的水，这样全部更新至少需 18 天左右。这就是“8”的概念，为日饮水至少 8 大杯（4 000 毫升），对某些疾病能起治疗的作用。

如果饮水用的是小茶杯，每杯只盛 250 毫升水，那么每天饮水杯数就要加倍，即改为“4. 8. 16”饮水法。

要注意的是，有进必有出，饮水多，排泄就多，如人体健康，尿、汗等排泄功能正常，上述饮水法成立，则为治病，只要身体能承受，还可以加量，如每日饮水 6 000 毫升，甚至更多，治疗效果会更好，治愈时间会更短。但如果人体排泄功能差，排尿困难，饮水量就只能从少量开始，逐步增加，量出而入，切勿操之过急，如增加了肾脏负担，就会适得其反。

---

* 引自 1999 年 3 月 9 日“人民保健报”。

(二)"4.4"饮水时间

使用此法控制饮水时间,就是每天分4个时段来饮水,饮水量每个时段大体上平均分配为:

1. 早上空腹可以比平均量多饮一些水。

2. 上午10点。

3. 下午3点。

4. 晚上睡前1小时可以比平均量少饮一些水。每个时段饮水时,宜多次少量,不宜暴饮,每杯水喝的时间一定要控制在4分钟以上。

上述饮水法只是参考意见,具体实施要因人而异,适时适量,以人体无不适感为原则,切忌暴饮。

十四、磁化水的饮用须知

(一)饮用当天的新鲜磁化水效果最好

"流水不腐",流动的水活性才大,长期静止的水不受外力撞击,水分子就极易缔合成大分子团。所以,不论用什么技术制备的小分子团水,取出后都应抓紧时间饮用,放置时间过长,水分子又恢复原状态,就不具备小分子团水的各种保健功能了。所以,水当天饮用效果最好。

(二)磁化水须长时间饮用才能见效

磁化水具有小分子团水的各项生化特性，所以能改善细胞代谢，激活已休眠的细胞，改善肠道环境促使双歧杆菌快速繁殖，从而预防和治疗很多疾病。但必须有一个过程。一个体重为 50 千克的成年人，全身水的重量占体重的 60%～70%，即 30～35 千克，如每天饮 3 千克小分子团的磁化水，10～12 天后，体内原来的陈水，即大分子团水才能被小分子团的新水所置换。当细胞内外的小分子团水占优势时，小分子团磁化水才具备调节细胞代谢的能力；再调节一段时间，细胞的功能才会逐渐发生变化。所以不要有急躁情绪。再说每个人都存在个体差异，有的人可能见效快，而有的人见效就慢。笔者在饮用磁化水四个月后，才在通便方面见效，基本每日一次，偶尔还有两天一次的情况，但一有便意仍然很顺利；至于糖尿病见效甚微；血压以往在 140 毫米汞柱左右，现均在 120～130 毫米汞柱。但有的人见效快，如便秘，年轻，病情不太严重的 10～15 天内大多见效；年龄较大，病程较长的一个月内也会见效。